Roswitha Wurm

Schlafstörungen
Ursachen und Lösungen

SCM Hänssler

SCM

Stiftung Christliche Medien

Die Tipps und Hinweise in diesem Buch sind sorgfältig geprüft. Dennoch kann vom Verlag keine Haftung und Verantwortung für mögliche Schäden übernommen werden. In medizinischen Fragen kontaktieren Sie vor der persönlichen Anwendung unbedingt den Arzt oder Apotheker Ihres Vertrauens.

© der deutschen Ausgabe 2011
SCM Hänssler im SCM-Verlag GmbH & Co. KG · 71088 Holzgerlingen
Internet: www.scm-haenssler.de; E-Mail: info@scm-haenssler.de

Die Bibelverse sind folgender Ausgabe entnommen:
Neues Leben. Die Bibel, © Copyright der deutschen Ausgabe 2002
und 2006 by SCM R.Brockhaus im SCM-Verlag GmbH & Co. KG,
Witten.

Umschlaggestaltung: Jens Vogelsang, Aachen
Titelbild: istockphoto.com
Grafiken (Schlaftagebuch) von Lena Priester: © Roswitha Wurm.
Satz: typoscript GmbH, Walddorfhäslach
Druck und Bindung: CPI – Ebner & Spiegel, Ulm
Printed in Germany
ISBN 978-3-7751-5285-3
Bestell-Nr. 395.285

Inhalt

Kurz und bündig

Geht es Ihnen nicht auch so? Über manch einen Themenbereich würde man gerne als Normalbürger Bescheid wissen (oder muss es vielleicht sogar). Doch was die Fachleute schreiben, ist im Normalfall zu kompliziert und zu umfangreich. Wer hat schon Zeit, sich in jedes Thema wochenlang einzuarbeiten!?

Hier wollen wir Hilfestellung leisten. *In Hänssler kurz und bündig* geben Fachleute, die sich mit einem Thema schon seit Jahren intensiv beschäftigen, kurz und verständlich einen Überblick über das, was man wissen muss, wenn man Bescheid wissen will und mitreden können möchte.

Dabei enthält jeder Band der Reihe *Hänssler kurz und bündig* die folgenden Elemente:

- Fakten und Basisinformationen
- Die Diskussion kontroverser Fragen
- Praktische Hilfen und Hinweise zum Weiterarbeiten

All das ist so angelegt, dass der Leser sich in zwei bis drei Stunden (also etwa statt des Abendkrimis oder auf einer Zugfahrt) ein Thema in seinen Grundlagen aneignen kann. Die Anwendung im Leben oder das anschließende Gespräch mit anderen wird dann aber sicher etwas länger dauern ...

Ich würde mir wünschen, dass dieser kleine Band Ihren Horizont erweitern kann und die Informationen liefert, die Sie suchen.

Thomas Schirrmacher

Vorwort des Herausgebers

Im Schöpfungsbericht der Bibel werden Mann und Frau gleichermaßen dazu geschaffen, zu arbeiten und Verantwortung für die Welt zu übernehmen, sowie auch dazu, wie der Schöpfer selbst, am Sabbat Ruhe zu finden. Gott selbst stellt sich als einer vor, der von Zeit zu Zeit von seiner Arbeit ruht.

Die notwendige Spannung zwischen Aktivität und Ruhe, Höchstleistung und Entspannung, Leistung und Urlaub durchzieht unser ganzes Leben: im Rhythmus des einzelnen Tages mit Alltag und Schlaf, im Wochenrhythmus mit Arbeitstagen und freien Tagen, im Jahreszyklus mit dauerhaften Verpflichtungen und Urlaub.

Was den Tagesablauf betrifft, neigen wir dazu, der Aktivität viel mehr Aufmerksamkeit zu widmen als dem Schlaf. Erst wenn dieser gestört ist, fangen wir an, auch über unseren Schlaf nachzudenken und zu fragen, was am Tage anders werden müsste, damit wir in der Nacht Ruhe finden.

Das vorliegende Buch will das ändern. Dazu braucht man aber jemand, der eine enorme Bandbreite von Themen *kurz und bündig* zusammenführen kann, muss man doch ebenso Kenntnisse aus Biologie und Medizin einbringen wie aus Psychologie und Alltagserfahrungen – eben dem gesunden Menschenverstand. Wir sind froh, im schönen Österreich mit Roswitha Wurm fündig geworden zu sein. Sie hat ihre schwierige Aufgabe hervorragend gelöst .

Das vorliegende Buch will uns helfen, unseren Schlaf zu finden, damit wir auch unseren Alltag besser bewältigen können. Doch Menschen sind sehr unterschiedlich und so gibt es Gründe für Schlafstörungen wie Sand am Meer. Die übersichtliche Zusammenstellung dieses Buches ermöglicht aber, herauszufinden, wo man äußere Bedingungen ändern sollte, wo man medizinische Hilfe braucht, wo grundsätzliche Lebenseinstellungen zu überdenken oder geistliche Lösungen gefragt sind.

Ich wünsche jedem Leser, dass aus den zwei Stunden, die er hier investiert, viele Stunden besseren Schlafes folgen!

Thomas Schirrmacher

Vorwort

Jeder Mensch sehnt sich nach einer erholsamen Nachtruhe. Mit dem guten Schlaf verhält es sich wie mit der Gesundheit. Man weiß ihn erst zu schätzen, wenn es Probleme damit gibt! Studien des Robert Koch Instituts, Berlin, und der Deutschen Gesellschaft für Schlafforschung (DGSM)[1] haben ergeben, dass jeder fünfte Erwachsene schlecht einschläft und sogar ein Viertel der Bevölkerung den Eindruck hat, unruhig oder zu wenig tief zu schlafen. Wer schon einmal viele Stunden wach gelegen und darauf gewartet hat, friedlich einzuschlummern, weiß wie deprimierend das sein kann.

Dauermüdigkeit, Konzentrationsmangel, Erkältungsanfälligkeit und verminderte Leistungsfähigkeit sind einige der unangenehmen Symptome. All das schlägt sich aufs Gemüt. Wer nicht richtig ausgeschlafen ist, hat eine geringere Lebensfreude und wird leichter depressiv.

Auch jüngere Personen klagen bereits über Tagesmüdigkeit. Der Grund dafür ist meist zu wenig oder zu schlechter Schlaf. Experten wissen, dass Schlaf ein Marker für Lebensveränderungen sein kann. In Krisen-, Krankheits- und Stresszeiten fällt das Einschlafen abends oft schwer und auch nachts kommt es immer wieder zu Unterbrechungen der Ruhe.

Vor über 100 Jahren meinte der deutsche Physiologe Wilhelm Weichardt, eine revolutionäre Erfindung gemacht zu haben: einen Impfstoff gegen Müdigkeit! Leider half das Produkt dann doch nicht wie gewünscht. Bedauerlicherweise ist auch bis heute keine Medizin gegen Müdigkeit entdeckt worden!

Die Schlafforschung ist eine relativ junge Wissenschaft, dennoch gibt es bereits viele Erkenntnisse über die Entstehungsgründe der unterschiedlichen Schlafstörungen und grundsätzliche Richtlinien für einen gesunden, erholsamen Schlaf.

Dieses Buch gliedert sich in *drei Teile*. Im *ersten Abschnitt* werden allgemeine Fakten zum Thema Schlaf behandelt.

Im *zweiten Teil* kommen Betroffene zu Wort, die auf unterschiedliche Art und Weise medizinische, seelsorgerliche und individuelle Hilfe erfahren haben. In dieser schwierigen Zeit waren einigen dieser Menschen auch der Glaube an und das Vertrauen auf Gott eine große Hilfe.

Der *dritte Teil* enthält praktische Tipps für gesunden, zufriedenen Schlaf. Zudem wird die Idee der Führung eines Schlaftagebuchs beschrieben. Außerdem finden Sie darin Links, weiterführende Adressen und Literaturempfehlungen zum Thema »Schlaf« sowie ein Glossar, in dem Fachausdrücke alphabetisch aufgelistet und in kurzen Worten erklärt werden.

Alle in diesem Buch verwendeten personenbezogenen Bezeichnungen gelten gleichermaßen für Personen des weiblichen als auch des männlichen Geschlechts.

Roswitha Wurm

I. | Theoretische Grundlagen

1. Schlaflosigkeit

Das Thema Schlaf betrifft jeden, verbringt doch ein erwachsener Mensch im Durchschnitt ein Drittel seiner Lebenszeit in schlafendem Zustand.

Um leistungsfähig und aufnahmebereit zu sein, benötigt man ausreichenden und gesunden Schlaf.

Der deutsche Journalist Robert Lembke prägte den Satz: »Wer spät zu Bett geht und früh heraus muss, weiß, woher das Wort Morgengrauen kommt.«

Es gibt wohl nichts Schlimmeres als das Weckerläuten nach einer zu kurzen Nacht! Allerdings ist die Sache nicht immer so einfach. Schlaflosigkeit hat viele verschiedene Namen und Ursachen! Vorschnelle, laienhafte Diagnosen sind fehl am Platz. Manche Schlaflosigkeit ist durch eine Umstellung der Lebensumstände oder einzelner Angewohnheiten leicht zu beheben. Viele Schlafstörungen haben aber eine tiefere Ursache, die ärztlich abgeklärt werden muss. Lang andauernder Schlafmangel kann ernste gesundheitliche Probleme nach sich ziehen oder wird durch eben diese verursacht. Schlaflosigkeit ist ein ernst zu nehmendes Thema, das im Extremfall sogar tödliche Folgen haben kann.

In Laborversuchen setzte man Ratten einem Schlafentzug aus. Die Tiere magerten trotz vermehrter Nahrungsaufnahme rasch ab. Ihre Körpertemperatur fiel, die Haut veränderte sich und nach zehn Tagen starben die ersten Versuchstiere. Leben ohne die Erholungsphasen des Schlafes ist über einen kürzeren Zeitraum beinahe unerträglich. Über einen längeren Zeitraum schlicht unmöglich.

Daher wird in manchen Ländern bis heute Schlafentzug als Foltermethode eingesetzt!

Was passiert während des Schlafs?

Der Körper hat nur eine begrenzte Energiereserve, die durch den Schlaf geschützt wird. Im Schlaf schaltet der Körper seine Funktionen auf »stand by«. Die Körperfunktionen, wie Atmung und Herzfrequenz, verlangsamen sich, der Blutdruck sinkt und auch die Körpertemperatur fällt um einige Zehntel Grad ab. Um 3.00 Uhr erreicht die Körpertemperatur ihren niedrigsten Wert. Morgens ist sie etwa 0,5°C niedriger als abends.

Auch das Verdauungssystem reagiert tageszeitabhängig. Nachts arbeitet es langsamer und gründlicher. Abends produziert der Magen besonders viel Magensäure. In der Nacht sind der Magen-Darm-Trakt und die Leber besonders gut durchblutet. Morgens wiederum ist die Nierentätigkeit sehr aktiv.

Das Nervensystem ist vermindert erregbar. Im Schlaf werden Zellschäden repariert, Wunden geheilt und Energiereserven gebildet. Das Immunsystem wird gestärkt und ist für die manchmal harten Anforderungen des Tages wieder bereit.

Im Folgenden werden die einzelnen Ursachen für Schlafstörungen kurz skizziert. Die Darstellungen sind eine Vorinformation und Einführung in das Thema. Bei andauernden Schlafstörungen sollte allerdings in jedem Fall ein Arzt aufgesucht werden.

Von einer Schlafstörung spricht man, wenn die reguläre Gesamtschlafzeit (mindestens sechs bis acht Stunden) regelmäßig nicht erreicht wird, ebenso, wenn trotz ausreichender Schlafenszeit tagsüber Müdigkeit und Einschlafneigung bestehen. Schnarchen, Atemaussetzer im Schlaf, verlängerte Einschlafdauer, nächtliches häufiges Aufwachen und das Erwachen in den frühen Morgenstunden kann subjektiv als sehr störend empfunden werden.

Treten diese oder ähnliche Symptome auf, liegt die Vermutung nahe, dass eine Schlafstörung vorliegt.

Zunächst sollten Betroffene ihren Schlaf-Wach-Rhythmus beobachten. Spätes und schweres Essen, abendlicher Alkoholkonsum, aufregende oder anstrengende Aktivitäten am späten Abend sowie unregelmäßige Schlafenszeiten können sich negativ auf den Schlaf auswirken. Halten die Symptome trotz Vermeidung dieser Schlaf störenden Lebensgewohnheiten an, sollte ein Arzt für Allgemeinmedizin aufgesucht werden, der die weiteren medizinischen Schritte einleiten wird.

Wie wird der Schlaf gesteuert?

Drei Gruppen von Nervenzellen (funktionelle Systeme) im Gehirn sind an der Steuerung des Schlafes hauptsächlich beteiligt:

- Thalamus (im Zwischenhirn)
- Hypothalamus (Zwischenhirnregion)
- Formatio reticularis (im Hirnstamm)

Die *Formatio reticularis* gehört zum Aufsteigenden Retikulären Aktivierenden System (ARAS) und übt über Botenstoffe (Neurotransmitter Noradrenalin und Acetylcholin) eine Weckfunktion aus. Damit wird der *Thalamus* (»Tor zum Bewusstsein«) erregt. Innerhalb der *Formatio reticularis* existieren weitere komplexe Verschaltungen, welche mittels des Transmitters Serotonin vor allem das Einschlafen vermitteln. Die Aktivität des *Thalamus* wird gebremst. Es kommt zur Abnahme der Aufmerksamkeit und zur Schlafeinleitung. Das ARAS ist im umgekehrten Fall aber auch für die Aktivierung und Zunahme der Aufmerksamkeit zuständig. Es steuert also den Wechsel zwischen Schlaf- und Wachphasen.

Der *Hypothalamus* reduziert bei Dunkelheit die Produktion des Transmitters Histamin und des Peptids Orexin. Dies wird durch Verbindungen mit der Sehbahn gesteuert. Das Gehirn erfährt: Es ist Schlafenszeit!

Die Schlafeinleitung, der Schlafzustand mit seinen verschiedenen Phasen und auch das Ende des Schlafprozesses werden also durch Nervenzellenverbände und funktionelle Systeme gesteuert.

Neben den bereits genannten Transmittern beeinflussen unter anderem auch noch folgende den Schlaf:

- *Melatonin*: Hormon (von der Zirbeldrüse produziert); wirkt Schlaf fördernd; wird nach Sonnenuntergang vom Körper ausgeschüttet (höchste Konzentration zwischen 24.00 Uhr und 2.00 Uhr); senkt die Körpertemperatur und macht schläfrig.
- *Adrenalin/Noradrenalin*: Stresshormone; halten wach.
- *Dopamin:* wirkt anregend auf die Großhirnrinde; steuert Reaktionsfähigkeit und Bewegungsabläufe.
- *Glutamat:* wirkt anregend und aktivierend auf die Großhirnrinde; hält wach!
- *Adenosin:* wirkt Schlaf einleitend; Koffeingenuss verhindert die Wirkung!
- *Insulin:* bei Nahrungszufuhr steigen der Spiegel; ein Absinken des Insulinspiegels wirkt Schlaf fördernd.

2. Schlafforschung

Im Gegensatz zu anderen medizinischen Disziplinen handelt es sich bei der Schlafforschung um ein relativ junges Forschungsgebiet. Erstmals wurden 1875 durch Gehirnstrommessungen an Hunden die Gehirnaktivität zwischen dem Schlaf- und Wachzustand verglichen. Die Schlafphasen wurden das erste Mal in den 50er-Jahren des vorigen Jahrhunderts in den USA beschrieben.

Für die Schlafanalyse werden verschiedene Biosignale aufgezeichnet:

- EEG (Elektroenzephalogramm): Messung der Gehirnströme.

- EOG (Elektrookulogramm): Messung der Augenbewegungen.
- EMG (Elektromyogramm): Messung der Muskelspannung (am Kinn).

In den verschiedenen Schlafphasen ergeben sich unterschiedliche Messergebnisse.

3. Schlafstadien

Der amerikanische Psychiater und Schlafforscher Nathaniel Kleitman beschrieb erstmalig die einzelnen *Schlafphasen*. Zusammen mit seinem Studenten Eugene Aserinsky entdeckte er durch Zufall den sogenannten *REM(Rapid Eye Movement)*-Schlaf. Dieser ist nach den schnellen Augenbewegungen, die in dieser Schlafphase beobachtet werden können, benannt.

Versuchsweise wurden Personen in dieser sowie in anderen Phasen des Schlafes aufgeweckt. Da die in der REM-Phase geweckten Versuchspersonen öfter von Träumen berichteten, wurde lange Zeit angenommen, dass ausschließlich in der REM-Schlafphase geträumt würde. Neuere Ergebnisse widerlegen dies jedoch. Geträumt wird auch in anderen Schlafphasen. Dabei handelt es sich aber dann nicht um die typischen lebendigen und komplexen Träume des eigentlichen Traumschlafs, sondern meistens um kurze, eher rationale Gedanken.

Man unterscheidet zwei Schlafphasen: den *Non-REM-Schlaf (non rapid eye movement)* und den bereits erwähnten *REM-Schlaf*.

Zunächst tritt ein leichter Non-REM-Schlaf – das sogenannte *Einschlafstadium* – ein. Untersuchungen mit dem EEG zeigen deutlich den Übergang von Gehirnströmen mit niedrigerer in solche mit höherer Frequenz. Dies bewirkt eine Abnahme der Muskelspannung im Körper (gemessen mittels eines Elektromyogrammes – EMG) und einer langsameren und selteneren Bewegung der Augen. Vereinfacht ausgedrückt könnte man sagen: Der Mensch gleitet vom wachenden in den schlafenden Zustand. Die Erholungsphase der Nacht beginnt…

Im *zweiten Schlafstadium* verändert sich das Hirnstrombild. Es erscheinen höhere Wellen, welche von raschen, sporadisch auftretenden Wellen (Schlafspindeln) überlagert werden. Zwischen diesen treten vereinzelt hohe, langsame Wellenausschläge auf (K-Komplexe). Werden Personen mit Schlafstörungen in dieser Phase geweckt, empfinden sie häufig, dass sie »noch nicht richtig geschlafen« haben.

Nun folgen die beiden nächsten Schlafsstadien, die des *Tiefschlafes* (Stadium 3 und 4 des Non-REM-Schlafes). In dieser Periode werden die mit dem EEG gemessenen Gehirnwellen immer langsamer. Die Spannung der Körpermuskulatur lässt weiter nach. Augenbewegungen sind fast nicht mehr nachweisbar. Atmung und Herzschlag werden langsamer, der Blutdruck sinkt. Der Körper ist in dieser Phase auf Regeneration und Erholung eingestellt. Das Bewusstsein ist auch in dieser Phase nicht ganz abgeschaltet. Erfolgen deutliche Signale (Babygeschrei, Sirenentöne…), so ist ein Aufwachen ohne Weiteres möglich. Erwachsene verbringen etwa ein Fünftel der Nachtruhe in der Tiefschlafphase, im Alter nimmt dieser Anteil jedoch deutlich ab.

Die REM-Schlafphase (auch *Traumschlaf* genannt) zeigt in der EEG-Untersuchung ähnliche Gehirnströme wie in der Einschlafphase des Non-REM-Stadiums. Nachweisbar ist die REM-Phase allerdings durch die auffälligen Augenbewegungen (durch EOG gemessen). In diesem Stadium findet im Körper ein völliger Spannungsverlust statt. Diese totale Muskelentspannung wird vom Gehirn gesteuert. Man nimmt an, dass sie dazu dient, dass der Schlafende die geträumten Bewegungen nicht auch tatsächlich ausführt. Als gesichert gilt, dass während des REM-Schlafes der Blutdruck und die Pulsfrequenz deutlich ansteigen, die Atmung wird zudem schneller. Aufgrund dieser Aktivität der Körperfunktionen wird die REM-Phase auch als »*paradoxer Schlaf*« bezeichnet. Wird ein Mensch aus dieser Phase geweckt, erzählen die meisten, dass sie aus einem Traum geweckt worden seien.

In der Lernforschung belegen wissenschaftliche Studien die Bedeutung des REM-Schlafes für das Lernen.

US-Forscher raten, nach dem Lernen ein Nickerchen zu machen. Sie wiesen in einer Reihe von Studien nach, dass das Hirn dringend Schlaf benötigt, um neues Wissen im Gedächtnis zu verankern. Laut Matthew Walker, Psychologe an der Universität Berkeley, funktioniere das am besten etwa vier Stunden nach dem Erwerb neuer Lerninformationen. Die alte Lebensweisheit: »Lege das Skriptum unter das Kopfkissen.«, bewahrheitet sich dadurch – allerdings nur, wenn es vorher auch tatsächlich durchgearbeitet wurde!

4. Schlafzyklen

Die oben genannten Stadien des Non-REM-Schlafes und das Stadium der REM-Schlafphase wechseln sich innerhalb der Nachtruhe mehrmals ab. Zunächst durchläuft der gesunde Erwachsene Stadium 1 bis 4 der Non-REM-Schlafphase, dann folgt nochmals das Stadium 2 der Non-REM-Phase. Erst danach – etwa neunzig Minuten nach dem Einschlafen – tritt das erste Mal eine REM-Schlafphase ein. Diesen Ablauf (4 Non-REM-Phasen, Stadium 2 Non-REM-Phase, REM-Phase) nennt man *Schlafzyklus*.

Bis heute ist die Bedeutung des REM-Schlafes noch nicht ganz erforscht. Vermutlich ist die REM-Phase für die Entwicklung des zentralen Nervensystems wichtig.

Versuche haben jedenfalls gezeigt, dass Menschen in der REM-Schlafphase auf Weckreize ganz unterschiedlich reagieren. Manche schrecken beim ersten Weckruf hoch, andere wiederum können nur durch sehr intensive Signale aufgeweckt werden.

Tierversuche haben gezeigt, dass der Entzug der REM-Schlafphase tödlich enden kann. Manche Menschen ertragen aber durchaus einen längeren Entzug dieser Phase, andere wiederum reagieren darauf mit Verhaltensstörungen. In der Behandlung einer Depression wirkt sich bei manchen Patienten der Entzug der REM-Schlafphase sogar positiv auf die Symptome aus.

Pro ungestörter Nacht durchläuft ein gesunder Schläfer etwa vier bis fünf Schlafzyklen. Die beiden Tiefschlafphasen (Stadium drei und vier) werden allerdings nur in der ersten Nachthälfte durchlaufen. In der zweiten wird der Schlaf flacher und leichter, es kommt also häufiger zum Non-REM-Stadium 2.

5. Schlafdauer

So individuell jeder Mensch ist, so unterschiedlich ist auch sein Schlafbedarf und die erforderliche Schlafdauer, um ein aufmerksames und gesundes Leben führen zu können.

Einerseits ändert sich der Schlafbedarf in den verschiedenen Lebensaltern, andererseits ist die Schlafdauer auch von den täglichen Leistungsanforderungen abhängig.

Ein Neugeborenes verschläft noch die meiste Zeit (16 bis 19 Stunden pro Tag) seines jungen Lebens. Drei Monate alte Kinder schlummern nur noch 13 bis 15 Stunden pro Tag. Im Alter von einem halben bis einem Jahr schläft ein Kind in der Regel 12 bis 14 von 24 Stunden.

Das bedeutet, dass sich die Schlafdauer innerhalb des ersten Lebensjahres um mehr als ein Drittel verringert. Dies sollten Eltern bedenken, wenn sie den Eindruck haben, ihr Einjähriges würde zu wenig schlafen. Es könnte sich auch nur um ein subjektives elterliches Empfinden handeln!

Ein- bis Sechsjährige benötigen nur zehn bis zwölf Stunden Schlaf, Schulkinder ungefähr zehn Stunden.

Bei Erwachsenen variiert die erforderliche Schlafdauer individuell stark. Im Schnitt ist eine Schlafdauer von sieben bis acht Stunden empfehlenswert, um den Alltag langfristig gesund meistern zu können. Allerdings gibt es immer wieder Ausnahmen, die die Regel bestätigen. So ist allgemein bekannt, dass Napoleon nur vier Stunden Schlaf benötigte. Andere bekannte Persönlichkeiten, wie etwa das Genie Albert Einstein, verbrachten dagegen übermäßig viele Nachtstunden schlafend. Einstein litt vermutlich unter einer speziellen Lese-Rechtschreib-Schwäche (Legasthenie) und benötigte vielleicht gerade wegen seiner differenzierten Wahrnehmung eine Extraportion Nachtruhe. Dies ist allerdings nur eine Vermutung.

Im Alter lässt das Schlafbedürfnis verbunden mit der abnehmenden körperlichen Aktivität oft nach. Die *Slow-Wave*-Phase (Tiefschlafphase) fehlt (besonders bei Männern) im Alter. Es kommt zu vermehrten Aufwachphasen.

Die Schlafdauer und Schlafenszeit sind individuell sehr verschieden. Es gibt sie nicht nur sprichwörtlich: die Nachteulen und die Lerchen (Frühaufsteher)! Die Aufstehgewohnheiten ändern sich allerdings oft im Lauf des Lebens: Die meisten Kinder sind Lerchen und oft bereits um 6.00 Uhr munter. Das kehrt sich in der Pubertät ins genaue Gegenteil: Teenager kommen abends oder nachts nur schwer ins Bett und stehen morgens sehr spät auf. Für Erwachsene gilt hingegen meistens: Je älter man wird, umso eher ist man morgens munter.

Es ist manchmal gar nicht so leicht, mit seinem Schlafrhythmus klarzukommen. Lerchen haben es leichter: Die Schule und die meisten Arbeitszeiten beginnen gegen 8.00 Uhr.

Wie können Nachteulen diese Herausforderung meistern? Manche Ärzte empfehlen, Schritt für Schritt die Schlafenszeit nach hinten zu verlegen. Dies ist besonders dann notwendig, wenn eine Anpassung des eigenen Schlafrhythmus an den Tagesablauf nicht möglich ist. Eine Zeit lang ist diese Anpassung zwar anstrengend, aber es lohnt auf die Dauer. Arbeitsplätze mit Gleitzeitmodellen sind für geborene Nachteulen oft eine Alternative. Es gibt auch die typischen Nachtarbeiter. Für diese Personengruppe kann Nacht- und Schichtarbeit geradezu ideal sein.

Das individuelle Schlafbedürfnis und der bevorzugte Schlafzeitpunkt sind mit ziemlicher Sicherheit genetisch festgelegt. Die meisten Menschen sind allerdings »Mittelfeldspieler« – ihr Schlafbedürfnis liegt irgendwo zwischen dem der Nachteulen (Abendmenschen) und der Lerchen (Frühaufsteher).

Das Schlafbedürfnis der einzelnen Menschen ist unterschiedlich. Manchmal gibt es Konflikte zwischen Ehepartnern, wenn einer ein Langschläfer ist, der andere aber nur wenige Stunden Schlaf benötigt. Besonders Frauen leiden dann oft unter dem Schlafmangel. Wer nur mit großen Mengen Kaffee oder anderen *Aufputschmitteln* wie Süßigkeiten durch den Tag kommt, sollte dringend mit dem Partner nach einer Lösung suchen. Eine Möglichkeit ist eine Ruhephase während des Tages. In China zählt der Mittagsschlaf zu den Grundrechten der Menschen und wurde sogar in der Verfassung festgeschrieben. In Japan gibt es den *Inemuri*, einen Schlaf in der Öffentlichkeit, während offiziell etwas anderes getan wird. Dies stärkt die Konzentration und die Aufmerksamkeit. Immer mehr europäische Firmen werden auf dieses sogenannte *Powernapping* aufmerksam und richten ihren Mitarbeitern entsprechende Räumlichkeiten für den etwa zwanzigminütigen Erholungsschlaf ein! Dieser Kurzschlaf um die Mittagszeit, in der die Leistungsfähigkeit stark abfällt, kann neue Lebenskräfte für den restlichen Tag mobilisieren.

6. Schlafumgebung

Wie man sich bettet, so liegt man! Dieses alte Sprichwort ist gestern wie heute wahr, wird aber nicht beherzigt.

Das Thema Schlafumgebung ist wissenschaftlich unzureichend erforscht, dennoch sagt der gesunde Menschenverstand, dass die äußere Atmosphäre einen großen Einfluss auf das Wohlbefinden hat.

Schlafzimmer verkommen jedoch in der Realität oft zu Abstellkammern. Zwischen Bücherregalen, Bügelbrett und Wäscheständer lässt es sich aber nicht so gut schlafen.

Für einen erholsamen Schlaf benötigt man eine saubere, staubarme und bequeme Liegestatt mit passender Matratze. Ein ruhiges, abgedunkeltes und gut zu lüftendes Schlafzimmer ohne Computer und Fernsehapparat sind ideal. Helles Licht kann den Einschlafprozess behindern.

Wichtig ist auch ein der Jahreszeit angepasstes Bettzeug (nicht zu leicht und nicht zu schwer) und eine angenehme Luftfeuchtigkeit.

Die Raumtemperatur sollte zum Schlafen nicht mehr als 20 Grad Celsius betragen.

In manchen Fällen mag es notwendig sein, das Schlafzimmer auch für andere Zwecke zu nutzen. Dann sollte zumindest der unmittelbare Schlafbereich durch einen Paravent oder Vorhang abtrennbar sein.

Manche Einrichtungsberater sprechen sich für die Wirkung bestimmter Farben im Schlafbereich aus. Grundsätzlich gilt allerdings: Erlaubt ist, was gefällt. Das kann individuell sehr unterschiedlich sein! Der Raum sollte dem dort Schlafenden gefallen, dann ist auch ein gewisser Wohlfühlfaktor erfüllt.

7. Schlafbeeinträchtigungen

Es gibt viele Faktoren, die den Schlaf negativ beeinflussen können. Es gibt allerdings allgemeine Richtlinien, die für einen gesunden Schlaf erforderlich sind:

Im Regelfall werden Schlafmangel und die damit verbundene chronische Müdigkeit und Erschöpfung durch eine zu kurz bemessene Schlafdauer verursacht. Daher lässt sich das

Problem auch durch eine Erhöhung der Anzahl der Schlafstunden ausgleichen. Ist die Ursache allerdings eine Schlaf*störung* (siehe Kapitel I.8), kann auch das Anpassen der Schlafdauer an das tatsächliche Schlafbedürfnis die Symptome nicht fühlbar reduzieren.

Symptome für Schlaf*mangel*:

- chronische Müdigkeit
- verminderte Aufmerksamkeit und Leistung
- Wahrnehmungsbeeinträchtigung (Vorsicht im Straßenverkehr!)
- allgemeines Unwohlsein
- Gefühl der Antriebslosigkeit (»nichts geht weiter«)
- Nervosität und erhöhte Reizbarkeit
- Überdrehtheit und Angespanntsein
- erhöhtes Kälteempfinden (»Dauerfrösteln«)
- Übergewicht (ausreichend Schlaf ist für eine gesunde Verdauung und Verarbeitung der Nährstoffe wichtig!)

Wer regelmäßig zu wenig schläft, geht ein hohes gesundheitliches Risiko ein. Medizinische Tests belegen, dass sich aufgrund der verkürzten Schlafdauer der Kohlehydratstoffwechsel verschlechtert und sich die Blutzuckerwerte gleichzeitig drastisch erhöhen. Zudem kommt es zu Irritationen der Schilddrüsenhormonproduktion. In Bluttests konnte ein hoher Wert des Stresshormons Cortisol nachgewiesen werden. Diese Veränderungen ähneln jenen, die bei Altersdiabetes auftreten. Bei kurzzeitigem Schlafmangel bilden sich diese Symptome wieder zurück. Ein chronisches Schlafdefizit wirkt sich dagegen gesundheitsschädigend aus.

Schlafbeeinträchtigungen zeigen sich nicht nur bei verminderter Schlafdauer, sondern auch bei ungesunder Schlafumgebung, bei Lärm, Konflikten, Stress, psychischen und physischen Beeinträchtigungen (zum Beispiel Krankheit, Schmerzen ...) und Zeit(zonen)verschiebungen.

Auch äußere Faktoren wie Schichtarbeit oder die Betreuung eines kranken Menschen oder eines Säuglings können naturgemäß den Schlaf beeinträchtigen.

Ist ärztlich abgeklärt, dass keine ernsthafte Erkrankung vorliegt und man ausreichend Zeit im Bett verbringt, so ist bei Dauermüdigkeit und chronischem Schlafmangel zu klären, ob man »zu viel Gepäck« vom Tag in die Nacht mitschleppt. Jede Nacht ist wie ein Kurzurlaub, in dem sich der Körper von den Strapazen des Tages regeneriert. Niemand würde für eine Rucksackreise unnötiges schweres Gepäck mitnehmen. In unseren täglichen Gratisurlaub »Schlaf« schleppen wir aber nur zu oft schwere Steine wie unverarbeitete Konflikte, Zukunftsängste, finanzielle Sorgen und auch Schuldgefühle! Dies raubt den gesunden Schlaf! Nicht umsonst heißt ein altes Sprichwort: »Ein gutes Gewissen ist ein sanftes Ruhekissen!«

Das Übergepäck für die Nacht kann aber auch an Ernährungsfehlern liegen. Zu üppiges oder zu süßes Essen am Abend sowie abendlicher Alkoholkonsum sind Risikofaktoren. Ein leichtes Abendessen und dann ein kurzer Spaziergang kann ein Schlafwundermittel sein (siehe Tipps in Teil III)!

8. Schlafstörungen

a) Schlaflosigkeit

Von einer *Schlafstörung* spricht man, wenn diese mindestens vier Wochen andauert und gleichzeitig ausgeprägte psychische oder physische Beeinträchtigungen hervorruft.

Gelegentliche Schlaflosigkeit ist lästig, aber völlig normal und benötigt daher keine Behandlung. Eine andauernde Schlafstörung sollte dagegen in jedem Fall ernst genommen werden.

Ein übermüdeter Mensch schadet mit seiner Unkonzentriertheit nicht nur sich selbst, sondern stellt auch im Berufsleben und Straßenverkehr eine echte Gefahr für seine Umwelt dar.

Die »National Highway Traffic Safety Administration« errechnete, dass Müdigkeit am Steuer die Ursache für etwa 100 000 Verkehrsunfälle pro Jahr in den USA ist. Andere Quellen sprechen von wesentlich höheren Unfalls- und Opferzahlen. Es wird vermutet, dass bis zu 16 bis 33 Prozent aller Verkehrsunfälle auf Müdigkeit zurückzuführen sind. Einer Untersuchung des Gesamtverbandes der Deutschen Versicherungen folgend, werden 24 Prozent aller tödlichen Unfälle auf Autobahnen durch Müdigkeit verursacht.

Grundsätzlich werden Schlafstörungen von ihrem *Erscheinungsbild* drei verschiedenen Arten zugeordnet:

Einschlafstörungen
Die Betroffenen liegen ungewöhnlich lange wach. In Extremfällen dauert es sogar stundenlang, bis sie einschlafen.

Durchschlafstörungen
Bei den bereits beschriebenen Schlafphasen kommt es immer wieder zu kurzen Aufwachphasen, die man normalerweise nicht bewusst wahrnimmt. Bei einer Durchschlafstörung wacht der Betroffene immer wieder auf und kann dann längere Zeit nicht mehr einschlafen.

Kombinierte Schlafstörungen
Man wacht nach zu kurz empfundenem Schlaf auf und kann nicht mehr einschlafen. Unter vorzeitigem Erwachen leiden häufig gerade ältere Menschen (»senile Bettflucht«).

Die *Ursachen* der Schlafstörungen sind unterschiedlich:

Funktionelle Schlafstörungen
Dazu zählen die *exogen bedingten Schlafstörungen* (Änderung von Schlafgewohnheiten, Schlaf störende Faktoren wie etwa

Zeitzonenverschiebung) – sie treten meist akut auf, sind aber nach wenigen Tagen wieder abgeklungen.

Auch *psychoreaktiv bedingte Schlafstörungen* gehören zu dieser Kategorie. Auslöser sind akute und chronische Konflikte, ängstliche Anspannung (zum Beispiel vor Prüfungen), aber auch Entlastungssituationen (wenn sich Lebenssituationen plötzlich bessern).

Oft ist diese Schlafstörung nur ein Symptom neben vielen anderen.

Organisch bedingte Schlafstörungen
Sie werden durch Folgendes ausgelöst:

- körperliche Krankheiten: Krebs, Erkrankungen des Zentralnervensystems, Stoffwechselerkrankungen, Schmerzzustände, Hypersomnien (wie Schlafapnoe) und anderes
- Medikamente
- Kaffee, Nikotin, Tee ...

Schlafstörungen bei endogenen Psychosen
Meist kommt es hier zu einem verkürzten Nachtschlaf und einem frühen Erwachen in den Morgenstunden.

Die Schlafstörungen sind in diesem Fall oft ein Initialsymptom. Klingen die Schlafstörungen ab, ist dies oft ein Zeichen für ein Abklingen der depressiven Phase.

Im Alter treten auch häufig Mischformen auf.

b) Übermäßiges Schlafbedürfnis (Narkolepsie)
Dieser Begriff wurde erstmals 1880 erwähnt. Er beschreibt ein übermäßiges Schlafbedürfnis mitten am Tag. Oft ist dadurch auch die Nachtruhe gestört.

Symptome:

- *Extreme Tagesmüdigkeit* (ohne äußeren Anlass); die Betroffenen nicken täglich bis zu 30 Mal unkontrolliert ein (auch mitten in einer Tätigkeit). Diese kurzen Schlafsequenzen können von wenigen Augenblicken bis zu 20 Minuten andauern.

- *Muskelschwäche* (Kataplexie): Diese Muskelschwäche tritt bei starken Emotionen (zum Beispiel Lachanfällen) auf.
- *Schlaflähmung* ist eine kurze Phase der Bewegungsunfähigkeit im schlafenden Zustand. Es ist keine Muskelanspannung mehr vorhanden.
- *Hypnagoge Halluzinationen* können wir uns ähnlich vorstellen wie optische Halluzinationen – »Wachträume«, die in der Regel in der Einschlafphase stattfinden.

Wie sehr Narkolepsie die Lebensqualität Betroffener beeinflusst, ist abhängig vom Ausprägungsgrad. Bei leichten Fällen, die nur selten Symptome zeigen, ist Narkolepsie zwar unangenehm, aber nicht weiter störend.

Bei stärker ausgeprägten Formen beeinträchtigt diese Schlafstörung das Leben der Betroffenen nachhaltig und ist in jedem Fall ärztlich abzuklären und gegebenenfalls medikamentös zu behandeln.

Narkolepsie wird im Schlaflabor und durch einen sogenannten *Multiplen Schlaf-Latenz-Test* (MSLT) diagnostiziert. Dabei wird gemessen, wie lange der Patient zum Einschlafen benötigt und ob es zu einer Traumschlafphase kommt.

Wissenschaftler gehen von einer genetischen Veranlagung für Narkolepsie aus. Beobachtungen zeigen in fünfzig Prozent der Fälle eine familiäre Häufung.

Narkoleptiker sollten ihre Diagnose der Haftpflichtversicherung bekannt geben. Bei guter medikamentöser Einstellung ist es für sie möglich, ein Auto zu lenken, allerdings ist auch hier ein Arzt zurate zu ziehen.

Fazit: Sollten die Symptome einer Narkolepsie auftreten, ist eine ärztliche Abklärung unerlässlich.

Allerdings sollte beachtet werden, dass Tagesmüdigkeit als einzeln auftretendes Symptom nicht zwingend ein Zeichen für

Narkolepsie sein muss! Einige Menschen benötigen einfach durchschnittlich mehr Schlaf als andere.

c) Schlafapnoe

Schlafapnoe-Patienten fühlen sich stets müde und erschöpft. Besonders schlimm sind die Stunden ab dem frühen Nachmittag.

Das Wort *Schlafapnoe* kommt aus dem Griechischen und bedeutet »Windstille«. Während des Schlafes kommt es bei dieser Schlafstörung zu mindestens 10 Sekunden andauernden Atemaussetzern. Der Patient selbst bemerkt nichts davon, die Konsequenz ist jedoch eine mehr oder weniger stark ausgeprägte Tagesmüdigkeit.

Man unterscheidet folgende Formen:

- *Obstruktives Schlafapnoe-Syndrom (OSAS):* Durch die Erschlaffung der Rachenmuskulatur im Schlafzustand fällt der Zungengrund nach hinten. Die Folge ist der Verschluss der oberen Atemwege. Der Sauerstoffgehalt im Blut sinkt, der CO_2-Gehalt steigt. Dadurch wacht der Patient auf (bemerkt dies aber meist nicht). Von einem OSAS spricht man, wenn pro Stunde mehr als fünf dieser Apnoen von mehr als 10 Sekunden Dauer auftreten.
- *Zentrales Schlafapnoe-Syndrom:* Die Atmung wird auch während des Schlafes vom Gehirn gesteuert. Erkrankungen wie Schlaganfälle, Durchblutungsstörungen des Gehirns oder einige seltene Hirnkrankheiten können die Atemaussetzer auslösen. Auch hier sinkt der Sauerstoffgehalt und der CO_2-Wert steigt. Dieses Apnoe-Syndrom ist eher selten (zirka zehn Prozent der Patienten).
- *Gemischtes Schlafapnoe-Syndrom:* Hier werden die Atemaussetzer teils durch den Verschluss der oberen Atemwege, teils durch das Atemzentrum im Gehirn verursacht.

Schlafapnoe wird in vielen Fällen nicht sofort als solche diagnostiziert. Die auftretenden Symptome wie Tagesmüdigkeit,

Schlafzwang, plötzliches Einnicken am Tag, Kopfschmerzen, Konzentrations- und Gedächtnisstörungen, verminderte Leistungsfähigkeit und Gereiztheit bis hin zu ständiger Niedergeschlagenheit lassen zunächst den Verdacht auf andere physische oder psychische Krankheiten aufkommen. Tatsächlich kann der Körper durch dauerhafte Sauerstoffunterversorgung bei chronischer Schlafapnoe geschädigt werden. Bluthochdruck, Herzrhythmusstörungen oder ein Schlaganfall können inneren Organen irreparable Schäden zufügen.

Der untersuchende Arzt überweist den Patienten bei Verdacht auf Schlafapnoe in ein Schlaflabor, in dem insbesondere die Schlafphasen sowie die Atmung analysiert werden.

Bei Personen mit Übergewicht kann bereits eine Gewichtsabnahme zu einer Minderung der Symptome führen. Auch eine Veränderung der Liegeposition kann Abhilfe schaffen. In hartnäckigen Fällen erhält der Schlafapnoepatient ein Atemtherapiegerät *(CPAP = continous positive airway pressure)*. Ein kontinuierlicher Luftstrom hält die Atemwege des Betroffenen offen und verhindert so die kurzzeitigen Atemaussetzer. Zudem verhindert das CPAP Schnarchen und schenkt dem Patienten (und eventuellen Mitschläfern) eine angenehme Nachtruhe.

Derzeit werden drei verschiedene Modelle eingesetzt: Nasalmasken (werden über der Nase mit einem Kopfgurt befestigt), Gesichtsmasken (für Nasen- und Mundatmung) sowie Nasalpolster. Letztere werden in die Nasenlöcher eingeführt. Viele Schlafapnoe-Patienten gewöhnen sich nach kurzer Zeit an das Gerät, das ihnen eine ruhige und vor allem erholsame Nacht schenkt.

Nächtliches Schnarchen verbunden mit Tagesmüdigkeit und den weiteren oben genannten Symptomen kann durch ein Schlafapnoe-Syndrom verursacht sein – ein Krankheitsbild, das leider oft nicht richtig diagnostiziert wird.

Schlafapnoe-Patienten sind für eine Diagnose auf andere Menschen angewiesen.

d) Schnarchen

Schnarchen entsteht durch Schwingen der erschlafften Rachenweichteile während des Schlafes.

Viele Ehepaare stehen – meist im vorgerücktem Alter – vor diesem Problem. Man möchte den Partner nicht vor den Kopf stoßen oder gar beleidigen, aber die Nachtruhe des Mitschläfers ist ernsthaft gefährdet.

Eine Gefährdung liegt aber nicht nur für den *nicht* schnarchenden Partner vor.

Schnarchen kann ein Anzeichen für eine Atemstörung sein. Grundsätzlich unterscheidet man:

- Schnarchen ohne Atemstörung,
- Schnarchen mit Atemstörung (obstruktives Schlafapnoe-Syndrom): unrhythmisches Schnarchen wechselt mit Atempausen, die durch kurzfristiges Kollabieren der oberen Luftwege entstehen (siehe I.8.a).

Da das Schlafapnoe-Syndrom bereits im vorhergehenden Kapitel behandelt wurde, wird hier nur auf das Schnarchen ohne Atemstörung eingegangen.

Mögliche Ursachen sind:

- Schlafmangel,
- zu späte und zu üppige oder reichliche Abendmahlzeiten,
- abendlicher Alkoholgenuss (setzt die Muskelanspannung herab),
- Schlaftabletten (ebenfalls Herabsetzung der Muskelanspannung),
- Rückenschlaflage (manchmal genügt ein Anstupsen des Schlafenden, um die Lage zu ändern!),
- Übergewicht,
- Erkältung, Nasennebenhöhlenentzündung,
- vergrößerte Nasenmuscheln, Nasenpolypen, verkrümmte Nasenscheidewand (Behebung durch Operation),

- Auffälligkeiten im Rachenbereich (Mandeln, Gaumensegel),
- Kieferfehlstellungen, Zahnspange.

Vermeidung des Schnarchens ist möglich durch:

- Gewichtsabnahme,
- Änderung der Ess- und Trinkgewohnheiten,
- Verzicht auf Schlaftabletten,
- Vermeiden der Rückenschlaflage,
- chirurgische oder kieferorthopädische Eingriffe im HNO-Bereich, Gebissschienen,
- Nasenpflaster (hier gibt es aber keine Erfolgsgarantie).

Von einer Operation ist eher abzuraten. Möglich ist sie allerdings nur dann, wenn ein Schlafapnoe-Syndrom mit Sicherheit ausgeschlossen werden kann. Leider sind die Erfolgsquoten und Erfahrungswerte derzeit relativ gering!

Der mitschlafende Partner kann sich – wenn ein getrenntes Schlafzimmer nicht möglich ist – mit Ohrstöpseln helfen.

Letztlich wird sich bewahrheiten, was der britische Schriftsteller *Anthony Burgess* ironisch feststellte: *Lache und die Welt wird mit dir lachen, schnarche und du wirst alleine schlafen*!

e) Restless-Legs-Syndrom (»Unruhige Beine Syndrom«)

Diese Schlafstörung gehört zu den nächtlichen Bewegungsstörungen und ist die verbreiteste unter diesen. Die übermäßigen Bewegungen der Gliedmaßen ohne andere diagnostizierte Grunderkrankung sind – auch besonders für Mitschläfer – äußerst unangenehm. Das Restless-Legs-Syndrom (RLS) wirkt sich in einem unangenehmen Kribbeln in den Beinen (hauptsächlich Beininnenseiten) aus. Manchmal kann es Schmerzen verursachen, es ist oft lageabhängig und kann auch tagsüber auftreten. Von RLS sind bis zu 5 Prozent der Erwachsenen betroffen. Manchmal weisen bereits unter Zwanzigjährige Symptome auf, grundsätzlich steigt die Wahrscheinlichkeit mit dem Lebensalter.

RLS tritt gehäuft auf:

- bei familiärer Disposition (auf drei Autosomen – 9, 12 und 14 – wurden bisher Regionen identifiziert, die mit der familiären Form des RLS im Zusammenhang stehen; die entsprechenden Gene wurden aber bis jetzt noch nicht identifiziert),
- bei Eisen- oder Folsäuremangel,
- in der Schwangerschaft (klingt meist nach der Geburt des Kindes wieder ab),
- bei Krampfadern,
- bei Dialysepatienten,
- bei neurologischen Erkrankungen (zum Beispiel Parkinson),
- bei Schilddrüsenunterfunktion,
- bei Arthritis,
- bei der Einnahme mancher Antidepressiva.

Welche Symptome hat das *Restless-Legs-Syndrom?*

- Kribbeln in den Beinen
- Parästhesien an den Ober- und Unterschenkeln
- Brennen
- Schmerzen
- Periodische Zuckungen der Gliedmaßen (schaffen kurzzeitig Entspannung und Milderung der Symptome)
- Symptome werden im Ruhezustand stärker
- RLS-Patienten können nicht still sitzen
- Schlafprobleme

Beim RLS gibt es leider keine sicher Erfolg versprechende Heilmethode. Allerdings gibt es Maßnahmen zur Linderung der Beschwerden:

- Vermeiden von koffeinhaltigen Getränken;
- Massagen der Gliedmaßen;
- bewusstes Entspannen (zum Beispiel entspannende Musik vor dem Schlafengehen);
- Medikamente (zum Beispiel krampflösende und Parkinsonmedikamente, Beruhigungsmittel, Schmerzmittel, Eisenpräparate), die allerdings individuell vom Arzt für jeden Patienten angepasst und erprobt werden müssen.

Der Leidensdruck bei RLS kann sehr unterschiedlich ausgeprägt sein. Meist ist RLS mit Ein- und Durchschlafstörungen verbunden, da die Symptome im Ruhezustand als besonders unangenehm empfunden werden. Dadurch bedingt kann eine zeitlich ausreichende Tiefschlaf- und REM-Phase nie erreicht werden. Dies hat dann zur Folge, dass bei diesen Betroffenen eine sehr starke Tagesmüdigkeit und zusätzliche Erschöpfungszustände – mitunter sogar Depressionen – auftreten. RLS sollte nur dann therapiert werden, wenn der Leidensdruck des Betroffenen so groß ist, dass seine Lebensqualität dadurch eingeschränkt ist.

f) Schlafstörungen durch Zeitzonenverschiebung (Jetlag)

Das Wort Jetlag setzt sich aus den englischen Begriffen »jet« (Düsenflugzeug) und »lag« (Verzögerung, Rückstand) zusammen.

Damit bezeichnet man eine nach Langstreckenflügen über mehrere Zeitzonen auftretende Störung des Schlaf-Wach-Rhythmus.

Symptome bei Jetlag:

- Tagesmüdigkeit
- Schlaflosigkeit
- frühzeitiges Erwachen
- verminderte Aufmerksamkeit und Konzentration
- gestörter Schlaf-Wach-Rhythmus

- Appetitlosigkeit
- Verdauungsprobleme

Für eine längere Aufenthaltsdauer in der ungewohnten Zeitzone ist es empfehlenswert, eine Umstellung durch Anpassung an die dort üblichen Schlaf- und Wachzeiten vorzunehmen.

Eine raschere Umstellung ist leichter zu bewältigen als eine langsame. Tagsüber fällt die Umstellung durch die Lichteinwirkung leichter. Am besten nimmt man die Mahlzeiten zu der vor Ort üblichen Zeit ein und passt sich auch in anderen Dingen den lokalen Gegebenheiten an.

Es ist auch möglich, bereits vor dem Abflug in eine andere Zeitzone den biologischen Rhythmus zu Hause behutsam an das Reiseland anzupassen.

Allgemein gilt, eine Reise nicht in Hektik anzutreten, für Bewegungsmöglichkeit während eines längeren Fluges zu sorgen (z. B. durch Aufstehen oder die sogenannte Venenschaukel, bei der sitzend die Füße in rascher Abfolge bewegt werden: in den Zehenstand und wieder zurück) und ausreichend Wasser zu trinken (Kaffee und Alkohol meiden).

Vor einer Schlafmitteleinnahme ist eher abzuraten, allenfalls als Unterstützung in den ersten Nächten im anderen Land.

Manche Fachleute empfehlen eine Melatonin-Einnahme, um den Körper bei der Anpassung an den veränderten Schlaf-Wachrhythmus zu unterstützen und dadurch den Jetlag zu vermindern. Allerdings weiß man über Langzeitwirkung und schädliche Nebenwirkungen dieses Wirkstoffes noch nicht ausreichend Bescheid. Zudem kann Melatonin zu Schläfrigkeit führen, darauf muss bei gewissen Tätigkeiten geachtet werden!

In jedem Fall ist der Jetlag eine vorübergehende Schlafstörung, aber keine ernsthafte Erkrankung.

g) Schlafstörungen durch Schichtarbeit

Zahlreiche Berufe sind nicht dem üblichen Schlaf-Wach-Rhythmus angepasst. In Krankenhäusern, in der Industrie, im Verkehrswesen, in der Gastronomie und in der Unterhaltungsindustrie gibt es viele Nachtarbeiter.

Manchen Menschen macht diese zeitversetzte Arbeit nichts aus, andere wiederum leiden stark darunter und entwickeln hartnäckige Schlafstörungen. Personen ab einem Lebensalter von 50 Jahren sind im Schichtbetrieb besonders gesundheitsgefährdet.

Vor allem Menschen, die bereits an anderen Krankheiten leiden, sollten versuchen, mithilfe eines ärztlichen Attestes passende Arbeitszeiten zu erhalten, besonders wenn sie bereits viele Jahre mit gesundheitsgefährdeten Substanzen arbeiten, Überwachungsaufgaben erledigen oder schwere körperliche Arbeit verrichten.

Manchmal ist ein Arbeitsplatzwechsel allerdings nicht möglich.

In diesem Falle helfen nur verschiedene Maßnahmen, um das Beste aus der Situation zu machen:

- Ausreichend Schlaf bis knapp vor Dienstbeginn,
- Vermeiden von übermäßigem Konsum koffeinhaltiger Getränke, um munter zu bleiben,
- Regelmäßiger Ausgleichssport,
- Gute Schlafhygiene,
- Sonnenbrille (abgedunkeltes Glas) auf dem Heimweg, damit auch bei Dienstschluss am Morgen der Körper signalisiert bekommt: Jetzt ist Schlafenszeit,
- Schichtbus oder öffentliche Verkehrsmittel nutzen, anstatt sich selbst todmüde ans Steuer zu setzen,
- Beruhigungs-, Schlaf- und Aufputschmittel vermeiden.

Zu bedenken ist in jedem Fall: Langjährige Schichtarbeiter riskieren erhebliche gesundheitliche Probleme wie Bluthochdruck, Herzerkrankungen, Verdauungsprobleme, psychische Schäden und ernsthafte Schlafstörungen.

Wichtig: Schichtarbeit kann den Schlaf stören, es handelt sich dabei aber um keine Schlafstörung im eigentlichen Sinn!

h) Schlafrhythmusstörungen (DSPS und ASPS)

DSPS steht für *delayed sleep phase syndrome (verzögertes Schlafphasensyndrom)* und *ASPS* für *advanced sleep phase syndrome (vorverlagertes Schlafphasensyndrom)*.

Das DSPS bezeichnet eine chronische Störung, bei der Betroffene erst sehr spät einschlafen und dazu noch Schwierigkeiten haben, am Morgen aufzuwachen. Das Gegenteil davon ist ASPS, bei dem Betroffene bereits am frühen Nachmittag müde werden und in der Regel zu früh aus ihrem Nachtschlaf aufwachen.

DSPS entwickelt sich meist in den frühen Lebensjahren. Erstmals erwähnt wurde DSPS durch Forschungsergebnisse im Montefiore Medical Center, New York. DSPS ist für rund acht Prozent der chronischen Schlafstörungen verantwortlich. Leider ist es noch nicht ausreichend erforscht und bekannt.

Meist haben Betroffene ein gesellschaftliches Problem, da sie erst in den Morgenstunden richtig gut einschlafen können und morgens naturgemäß zu früh aufstehen müssen, um ihre Arbeit zu verrichten. Gelingt es ihnen, ihren Beruf (zum Beispiel Selbstständigkeit) an ihre DSPS bedingte Schlafenszeit anzupassen und haben sie die Möglichkeit, entweder morgens länger oder mittags nochmals zu schlafen, so bekommen sie ihr Problem relativ gut in den Griff.

Die Diagnose erfolgt meist durch ein Schlafprotokoll, in dem der Betroffene seine Schlafenszeiten notiert.

Außerdem werden über eine *Polysomnografie* die weiteren Körperfunktionen überwacht und Aufzeichnungen über Lebensführung und Medikamenteneinnahmen getätigt.

Therapiemöglichkeiten sind:

• Arbeitsstelle an Schlaf-Wach-Rhythmus anpassen,

- Mittagsschlaf oder andere Tagesschlafzeiten einführen,
- An freien Tagen *nachschlafen*,
- Genaues Einhalten bestimmter Schlafenszeiten,
- Schlafrestriktion: Verkürzung von Schlafzeiten, damit die Müdigkeit verstärkt wird,
- Lichttherapie,
- Chronotherapie,
- Medikamente (zum Beispiel Vitamin B12, Melatonin ...).

Vom ASPS-Syndrom sind eher Personen im mittleren Lebensalter (etwa 1 Prozent der Bevölkerung) betroffen. Der Schlaf ist nicht gestört, sondern nur zeitverschoben. Betroffene gehen meist sehr früh abends ins Bett, weil sie sehr müde sind. Dafür stehen sie zwischen 2.00 und 5.00 Uhr wieder auf.

Probleme treten dabei meist nur auf, wenn dieser Schlaf-Wach-Rhythmus nicht an den Tagesablauf der Betroffenen angepasst werden kann.

i) Parasomnien

Parasomnien sind ein Sammelbegriff für verschiedene, nicht der Norm entsprechenden Verhaltensweisen während des Schlafens. Dazu zählen Schlafwandeln, Bettnässen, Angstattacken (Angst vor der Nacht), Zähneknirschen, Sprechen und Schaukelbewegungen.

Die genannten Störungen können durch verschiedene Faktoren ausgelöst werden:

- Krankheit (zum Beispiel Fieber ...)
- Alkohol
- Medikamenteneinnahme
- Stress
- Schlafentzug
- Schwangerschaft
- Menstruation
- genetische Veranlagung

Jeder Mensch erlebt in besonderen Lebenssituationen unge-
wöhnliche oder angstvolle Nachtstunden. Das ist bei gesunden
Menschen ganz normal und legt sich bald wieder.

Ärztlich abgeklärt sollten Parasomnien dann werden, wenn
eine Eigen- oder Fremdgefährdung durch das gewalttätige
Verhalten auftritt. Ebenso wenn physische, psychische oder
neurologische Symptome auftreten und der Betroffene während des Tages sehr müde ist.

Zur Diagnoseerstellung ist meist neben einem Anamnese-
gespräch die Befragung Angehöriger und das Beobachten in
einem Schlaflabor erforderlich.

Es gibt verschiedene Parasomnien, die unterschiedliche Auswirkungen haben:

Pavor nocturnus

Pavor nocturnus (lat. *pavor:* Angst; *nocturnus:* nächtlich)
(auch: »Nachtschreck« oder »Angstschreck«) ist eine Parasomnie, die vorwiegend bei Kindern auftritt (aber auch Erwachsene ein Leben lang begleiten kann). Sie tritt häufig
gemeinsam mit Schlafwandeln auf. Der Betroffene schreckt
in der ersten Non-REM-Schlafphase schreiend auf.

Symptome: Der Betroffene

- ist nicht ansprechbar,
- erkennt Eltern (Bezugspersonen) nicht,
- ist schwer zu wecken,
- hat einen schnellen Puls (Tachykardie),
- hat eine schnelle Atmung (Tachypnoe),
- leidet unter Schweißausbrüchen (kalt),
- kann sich nach dem Anfall nicht an diesen erinnern.

Prinzipiell ist der Pavor nocturnus harmlos und gibt sich mit
fortschreitendem Lebensalter meist wieder. Sollte er hart-
näckig auftreten, ist das Aufsuchen eines (Kinder)arztes zu
empfehlen.

Schlafwandeln (Somnambulismus)

1–3 Prozent der Kinder sind regelmäßig, etwa 15 Prozent gelegentlich davon betroffen. Nach dem Jugendalter verschwindet diese Parasomnie meist wieder.

Es handelt sich dabei um eine Schlafstörung, die im Non-REM-Schlaf beginnt. Die Betroffenen gehen im schlafenden Zustand umher.

Es wird vermutet, dass eine genetische Disposition vorliegt. Grundsätzlich ist Schlafwandeln harmlos, allerdings kann sich der Schlafwandler durch sein unbewusstes Umhergehen in Gefahr bringen. Angehörige sollten Gefahrenquellen so weit wie möglich ausschalten.

Sollte ein Kind allerdings regelmäßig schlafwandeln, ist ein Kinderarztbesuch anzuraten, um abzuklären, dass tatsächlich Somnambulismus und kein Anfallsleiden vorliegt.

Albträume

Es handelt sich dabei um erschreckende Träume, die von Emotionen wie Angst und Panik begleitet werden. Als Ursachen werden unverarbeitetes Tagesgeschehen, Stress oder psychische Probleme, traumatische Erlebnisse, aber auch physische Ursachen angenommen.

Albträume treten im Gegensatz zum Pavor nocturnus meist in der REM-Schlafphase auf.

Problematisch sind häufige Albträume besonders wegen ihrer negativen Auswirkung auf den Erholungsfaktor in den Nachtstunden.

Treten sie häufig auf, sollte nach der Ursache geforscht werden, um unverarbeitete Konflikte und Probleme lösen zu können. Dies alleine hilft in vielen Fällen, die Häufigkeit der Albträume zu minimieren.

Zähneknirschen (Bruxismus)

Nächtliches Zähneknirschen kann ein Zeichen für unverarbeitete Konflikte am Tag sein. In anderen Fällen liegt dem Zähneknirschen eine Zahnfehlstellung zugrunde. Schlaf störend wirkt es sich auf die Mitschläfer aus. Für den Betroffenen kann es schädigend für das Gebiss sein. Ein Zahnarztbesuch kann abklären, ob eventuell eine Gebissschiene notwendig ist.

Sprechen im Schlaf

Sprechen im Schlaf ist grundsätzlich harmlos. Besonders kleine Kinder lachen, singen oder sprechen häufig im Schlaf. Es handelt sich dabei um eine Form der Verarbeitung des Geschehens des vorangegangenen Tages. Gehäuft tritt diese Parasomnie im Zusammenhang mit Fieber oder Stress auf.

j) »Chemisch« bedingte Schlafstörungen

Übermäßiger Alkohol-, Koffein- oder Nikotingenuss sowie die Einnahme schlafstörender Medikamente (zum Beispiel Antidepressiva, Neuroleptika, Appetitzügler, Grippe-, Migräne-, Blutdruck-, Husten-, Schnupfen-, Asthmamittel, Antiepileptika, Cortisonpräparate, Beta-Rezeptorenblocker, Zytostatika, Thyroxin (Schilddrüsenmedikament), Diuretika, Antiparkinsonmittel, gewisse Schmerzmittel, Schlafmittel sowie Beruhigungsmittel) können ernsthafte Auswirkungen auf die Nachtruhe haben. Beim Weglassen dieser teilweise süchtigmachenden Substanzen kann es zu einer *Entzugs-Schlafstörung* kommen!

Symptome bei Genussmitteln mit Suchtcharakter

- *Koffein*: Wirkungsdauer drei bis fünf Stunden. Achtung: Koffein befindet sich nicht nur in Kaffee, sondern auch in Tee, Schokolade und verschiedenen Getränken (zum Beispiel Energydrinks). Diese Substanz bewirkt ein kurzfristiges Aufputschgefühl, anschließend fühlt man sich oftmals zu müde, um einzuschlafen. Schwarzer Tee hat eine lang anhaltende aufputschende Wirkung und sollte nicht zu knapp vor dem Schlafen getrunken werden. Bei Personen mit niedrigem Blutdruck kann Koffein allerdings durchaus Schlaf fördernd wirken: es regt die Durchblutung an und erhöht den Blutdruck auf den Normalwert. So kann der Betroffene besser einschlafen.

- *Alkohol*: Er vermittelt zwar ein Müdigkeitsgefühl, fördert allerdings in keiner Weise den Schlaf! Er führt zu unruhigem Schlaf, begünstigt Parasomnien, Schnarchen und Schlafapnoe. Die erholsamen Schlafphasen (REM und Tiefschlafphasen) sind unter Alkoholeinfluss verkürzt.
- *Nikotin*: Dieser Wirkstoff erschwert durch die belebende Wirkung das Einschlafen!

Symptome durch Medikamenteneinnahme

Diese Symptome sind abhängig von der Wirkungsweise des eingenommenen Medikamentes.

Beispiele:

- Schlafmittel verkürzen die Dauer der Tiefschlafphasen. Nach Absetzen von Schlafmitteln kann es zu Einschlafproblemen und ausgeprägten REM-Phasen mit Albträumen kommen.
- Antidepressiva, Seditiva und Analgetika können stimulierend und daher Schlaf störend wirken.
- Diurese fördernde (harntreibende) Medikamente stören die Nachtruhe durch vermehrten Harndrang, sodass der Betroffene zur Toilette gehen muss.

Bei einer vermuteten Schlafstörung sollten daher dem Arzt gegenüber stets *alle* eingenommenen Medikamente angegeben werden! Nur dann sind eine Diagnose und eine sinnvolle Therapie möglich!

k) Hormoneller Einfluss auf den Schlaf

Der hormonelle Einfluss auf den Schlaf ist nicht zu unterschätzen. Die Forschung auf diesem Gebiet bringt immer wieder neue Erkenntnisse.

Fest steht, dass Männer- und Frauenschlaf unterschiedlich sind. Dies ist unter anderem hormonell bedingt. Im Babyalter wurde beobachtet, dass Jungen in der Regel häufiger munter werden und weniger schlafen. Im Kindesalter treten bei Jungen häufiger Schlafprobleme auf. In der Jugendzeit schlafen Mädchen länger, wachen aber oft früher am Morgen auf. Männer haben im Erwachsenenalter häufiger Schlafprobleme, Frauen kommunizieren häufiger über diese.

Der monatliche Zyklus der Frau bewirkt einen vermehrt unruhigen Schlaf in der prämenstruellen Phase. Betroffene wachen häufig auf, sind untertags müde und angespannt, leicht gereizt und erschöpft (PMS: Prämenstruelles Syndrom). Nach Abklingen der Regelblutung ist der Schlaf meist wieder gut und tief.

Während einer Schwangerschaft kommt es häufig zu Tagesmüdigkeit, erhöhtem Schlafbedürfnis und einem längeren Nachtschlaf. Das vermehrt ausgeschüttete Hormon Progesteron ist dafür verantwortlich und dient zum Schutz für Mutter und Kind. Erst gegen Ende der Schwangerschaft schlafen Frauen meist schlechter. Dies hat hormonelle Ursachen, liegt aber meist auch am gewachsenen Bauchumfang.

Frauen weisen in jedem Fall häufig während des Menstruationszyklus, in der Schwangerschaft und nach der Geburt eines Kindes Schlafveränderungen und auch Schlafstörungen auf.

Der Schlaf-Wach-Rhythmus einer Mutter wird stark verändert! Durch die stetige Aufmerksamkeit auf das Neugeborene hat die Mutter meist einen »leichteren« Schlaf, schreckt bei der kleinsten Bewegung oder beim schwächsten Geräusch des Babys auf. Der sogenannte Ammenschlaf hat schon manchem Baby das Leben gerettet, kann aber bei Frauen langfristig zu Ein- und Durchschlafstörungen führen.

Eine weitere schlafstörungsanfällige Zeit im Leben einer Frau sind die Wechseljahre. Es kann zu einer Verminderung der Tiefschlafphasen und einer verstärkten Aufwachtendenz kommen. In den Wechseljahren nimmt das Östrogen im Körper der

Frau ab. Dies führt zu Hitzewallungen und Unruhezuständen, die ebenfalls Schlaf störend wirken.

l) Schlafstörungen bei endogener Depression

Depression wird auch »die Krankheit mit den tausend Gesichtern« genannt. Klassische depressive Verstimmungen (wie Lust- und Freudlosigkeit, Angst, Traurigkeit und Verzweiflung ohne offensichtlichen Grund) werden frühzeitig erkannt. Doch nicht jede »echte« Depression äußert sich in dieser Weise.[2]

Bei einer endogenen Depression wird das Schlafverhalten meist empfindlich gestört. Dies hat mehrere Gründe:

- Medikamenteneinnahme kann den Schlafrhythmus »stören«,
- gesteigerte Angst,
- Stimmungslage beeinflusst den Schlaf-Wach-Rhythmus.

Symptome einer depressionsbedingten Schlafstörung:

- verkürzter Nachtschlaf,
- frühzeitiges Erwachen,
- Durch- und Einschlafprobleme,
- weniger Slow-Wave-Schlaf (Tiefschlaf),
- veränderte REM-Phasen.

Da bei einer endogenen Depression (nicht zu verwechseln mit »depressiver Stimmung«) unbedingt ein Facharzt aufgesucht werden sollte, wird hier nicht näher auf die Behandlungsmöglichkeiten eingegangen. Neben der Verschreibung von Antidepressiva, sind auch begleitende Gesprächs- oder Verhaltenstherapien möglich und empfehlenswert.

Weitere psychische Störungen, die den Schlaf beeinflussen:

Anorexia nervosa (Magersucht): Betroffene leiden unter einer verkürzten Schlafdauer. Um ihr Gewicht gering halten zu können, betreiben Magersüchtige oft viel Sport und sind sehr aktiv.

Nach Essattacken schlafen von Anorexia nervosa Betroffene tagsüber oft besonders lange, wachen aber in der Folge nachts auf und können nicht mehr einschlafen.

Binge-Eating-Störung: Betroffene leiden unter einer (nächtlichen) Essstörung. Oft erinnern sich diese Personen gar nicht daran, dass sie in der Nacht den Kühlschrank geplündert haben!

Folgen sind Unwohlsein und unkontrollierte Gewichtszunahme.[3]

Schizophrenie (griech. *schizein.* abspalten; *phrenes:* Zwerchfell, Seele): Schizophrenie tritt bei etwa 1 Prozent der Weltbevölkerung auf. Sie entsteht durch eine Neurotransmitter-Stoffwechselstörung im Gehirn, die oft zusätzlich von anderen Ursachen begleitet wird. Abschnittsweise kommt es bei den Patienten zu verwirrtem oder fremdartigem Denken, Handeln und Sprechen. Fantasie und Wirklichkeit verschwimmen in solchen Phasen miteinander, die Realität wird verschoben. Der Betroffene wirkt auf sein Lebensumfeld stark verändert bis manchmal kaum wiedererkennbar. Aus diesem Grund wird die Krankheit im Volksmund als Persönlichkeitsspaltung bezeichnet (siehe Namenserklärung). Schizophrenie tritt familiär gehäuft auf. Besonders gefährdet sind Personen, bei denen beide Elternteile von dieser Krankheit betroffen sind.

Auf den Schlaf wirkt sich diese Erkrankung sehr unterschiedlich aus: lange Wachphasen, Schlaflosigkeit, umgekehrter Schlaf-Wach-Rhythmus (in der Nacht munter, am Tag schläfrig), Albträume und optische Halluzinationen (Scheinwahrnehmungen) beim Einschlafen. Besonders durch die häufig auftretenden Scheinwahrnehmungen (Halluzinationen) werden Traum und Wirklichkeit miteinander vermischt. Ähnlich wie in einem echten Traum werden Wahrnehmungen gehört, gerochen, gefühlt, gespürt und für real gehalten.

Von Schizophrenie Betroffene leiden unter verminderter Energie, Erschöpfung, Konzentrationsstörungen, Müdigkeit und Mattigkeit.

Schizophrenie ist eine ernste Erkrankung mit unterschiedlichen Symptomen. Über Behandlungsmethoden entscheidet
daher der zuständige Facharzt.

9. Schlafhygiene in den verschiede-
nen Altersphasen

a) Kinder

Unter I.5. wurde bereits der erforderliche Schlafbedarf in den
unterschiedlichen Lebensaltern besprochen.

Viele Kinder sind am Abend sehr unruhig, weigern sich ins
Bett zu gehen und weinen beim Einschlafen. Nicht immer
versteckt sich hinter diesen Symptomen eine Schlafstörung.
Eltern neigen dazu, Kindern eine Schlafstörung zu unterstel-
len, wenn sie sich in Wirklichkeit selbst durch die Kinder im
Schlaf gestört fühlen.

Kinder haben beim Übergang des Tages zur Nacht oft Angst. Es
wird draußen dunkel, alles wird stiller und die Eltern reagieren
ungeduldiger und gereizter, weil sie selbst bereits müde sind.

Das macht Kinder unsicher und ängstlich.

Wie erkenne ich, ob mein Kind Schlafprobleme hat?

Mein Kind:

- weigert sich abends ins Bett zu gehen,
- schläft erst sehr spät ein,
- ist tagsüber ständig müde und quengelig,
- möchte morgens nicht aufstehen,
- schläft tagsüber plötzlich ein,
- wacht nachts auf und kann nicht mehr einschlafen,
- hat schlimme Träume,
- ist Schlafwandler,
- knirscht im Schlaf mit den Zähnen.

Worauf sollte ich als Mutter/Vater achten?

- Zwinge ich mein Kind über die Schlafenszeit hinaus im Bett zu sein (zum Beispiel als Strafe, Aufbewahrungsort ...)?
- Wie laufen die Stunden vor dem Zubettgehen ab?
- Hat das Kind tagsüber ausreichend Bewegung?
- Gibt es (äußere) Störfaktoren im Umfeld des Kindes?
- Hat das Kind ein angenehmes, gut durchlüftetes Nachtlager?
- Ernährt sich mein Kind gesund und ausgewogen?

All diese Fragen werfen wichtige Verhaltensweisen und Hilfestellungen im Umgang mit Kindern und ihrer Schlafhygiene auf.

Dunkelheit und Abschiede sind zwei Elemente des Lebens, die Kinder ganz besonders ablehnen. Alles sollte stets so bleiben, wie es ist. So schön, so hell, so lustig – unverändert. Jeder Abend ist ein kleiner Abschied. Andere Abschiede im Leben werden groß gefeiert und zelebriert, hauptsächlich um sie leichter zu ertragen.

Natürlich kann nicht jeden Abend ein Fest gefeiert werden, um diese schwierige Zeit von 18.00 Uhr bis zum Schlafengehen der Kinder zu überstehen. Dennoch helfen gewisse Rituale, diese Stunden erträglicher zu machen.

Manche Eltern entwickeln sich zu richtigen *Abendritual-Regisseuren*. Sie haben einen genauen Plan für jeden Abend. Genau dies vermittelt den Kindern die Sicherheit: Dieser Tag geht so zu Ende wie jeder andere und morgen ist alles wieder so, wie es war.

Wichtig ist auch eine gemeinsame Zeit mit Mutter und/oder Vater vor dem Einschlafen. Da wird gekuschelt und gelacht, aber auch so manches Erlebnis vom zurückliegenden Tag besprochen.

Worüber hat sich das Kind geärgert? Über welche Ereignisse hat es sich gefreut? War irgendeine Begebenheit besonders lustig oder lehrreich? Manche Eltern nennen diesen Abschluss des Abends *Tagesfilm*. Ein persönlicher Tagesrückblick hilft den Kindern, den vergangenen Tag zu verarbeiten und sich auf die Nacht vorzubereiten. Jeder Erwachsene weiß nur zu gut, dass unverarbeitete Probleme, aber auch Ereignisse den Schlaf rauben können. Über Geschehenes zu reden, ist oft schon die halbe Bewältigung. Das können schon sehr kleine Kinder erleben.

Eine (friedliche) Gute-Nacht-Geschichte, ein Abendlied und ein Abendgebet, in dem man gemeinsam mit dem Kind Gott für den Tag dankt und ihm die Nacht anvertraut, ist ein guter und froher Tagesabschluss für die Kinder, aber auch für deren Eltern!

Rituale helfen vor allem im Zusammenleben mit jüngeren Kindern, die oft herausfordernden Abendstunden ohne größere Konflikte zu überstehen. Eltern sollten nie vergessen, dass Rituale Hilfsmittel sind und nicht zwanghaft eingehalten werden müssen. Es darf auch Ausnahmen geben. Wenn Eltern abends ausgehen oder ein Elternteil beruflich unterwegs ist, darf das Einschlafritual auch einmal ausfallen oder von der Person durchgeführt werden, die das Kind an diesem Abend betreut. Kinder erleben auch beim Einschlafen *normale* Tage und *Feier*tage.

Wichtig ist auch, dass die Eltern sich auf diese Zeit einstimmen und – soweit das möglich ist – einander helfen, diese Zeit gut zu bestehen. Dies hilft den Kindern, den Tag loszulassen, denn sie wissen: auch meine Eltern beschließen diesen Tag in Frieden mit ihren Mitmenschen, aber auch mit Gott.

Zudem bereitet es die Kinder für den neuen Tag mit all seinen Anforderungen optimal vor. Denn erfolgreiches Lernen, welches in der Vor- und Grundschulphase so wichtig ist, beginnt mit einer guten Nacht!

b) Schlafhygiene im jugendlichen Alter

Wenn Kinder älter werden und zu Teenagern und Jugendlichen heranreifen, verändert sich meist auch deren Schlafverhalten drastisch. Dies erfreut ihre Eltern meist weniger und so bekommen die jungen Menschen oft zu hören. »War das noch eine tolle Zeit, als du um 19.00 Uhr im Bett lagst und friedlich geschlummert hast!«

Was vermitteln Eltern ihren Kindern mit solchen Aussagen?

»Dass du noch immer wach bist, geht mir auf die Nerven. Die Abende ohne dich waren besser! Ich möchte nicht, dass du erwachsen wirst. Als kleines Kind hatte ich dich lieber!«

Natürlich möchten die meisten Eltern nicht diese Botschaft an ihr Kind vermitteln. Trotzdem kommen Aussagen wie die oben erwähnte nicht nur häufig vor, sondern vor allem genau so beim Jugendlichen an!

Da in dieser Lebensphase ohnehin gerne den Eltern gegenüber die Grenzen ausgelotet werden, entsteht dadurch ein Konfliktkreislauf: der junge Mensch bleibt extra lange wach, um die Eltern ein wenig zu testen und herauszufordern! Hinzu kommt, dass der Jugendliche ein *eigenes* Leben mit eigenen Interessen aufbaut, und daher auch selbst länger aufbleibt, um diese Erfahrungen machen zu können.

Die logische Konsequenz ist: Je später der Jugendliche zu Bett geht, umso später steht er am nächsten Tag auf. Zumindest ist er wahrscheinlich schlecht gelaunt, wenn der Wecker zu gewohnter Zeit läutet.

Dies ist die eine Seite der Medaille. Andererseits gibt es zahlreiche Fakten für das veränderte Schlaf-Wach-Verhalten. Durch das rasche Wachstum in diesem Alter und die körperliche und hormonelle Entwicklung erhöht sich einerseits der Schlafbedarf, andererseits verschiebt sich der Schlafrhythmus.

Je älter Kinder werden, umso weniger Schlaf benötigen sie. Um das zehnte Lebensjahr pendelt sich der Schlafbedarf etwa bei neun bis zehn Stunden Schlaf ein und verändert sich auch im Jugendalter nicht mehr deutlich. Berücksichtigt werden muss in jedem Fall das persönliche individuelle Schlafbedürfnis. Viele Jugendliche erreichen aufgrund des zu späten

»Ins-Bett-gehens« allerdings ihren persönlichen Schlafbedarf nicht. Sie sind daher ständig müde und gereizt.

Während der Woche müssen sie dennoch früh aus dem Bett, um Schule oder Lehrstelle aufzusuchen. Am Wochenende setzt dann aufgrund des angesammelten Schlafdefizits die große Müdigkeit ein und der Jugendliche möchte am liebsten den ganzen Tag schlafen. Konflikte mit den Eltern sind so vorprogrammiert!

Schlafforschern zufolge ist die verzögerte und verkürzte Schlafphase im Jugendalter eine bedeutende Veränderung. Sie wird in erster Linie durch die sich verändernden Anforderungen, Bedürfnisse und Lebensstile im Jugendalter bedingt. Allerdings finden auch Reifeprozesse im Schlaf-Wach-Rhythmus statt sowie Veränderungen im biologischen Schlafprozess. Die innere Uhr zum Schlafen verschiebt sich im Jugendalter nach hinten. Die Wirkung des Schlafhormons Melatonin setzt bei Jugendlichen später abends ein und hält auch morgens länger vor. Daraus erklärt sich auch, warum Jugendliche im Schulunterricht oft erst ab der 2. oder 3. Stunde so richtig aufwachen. Klassenarbeiten, die gleich um 8.00 Uhr geschrieben werden, fallen daher erfahrungsgemäß oft schlechter aus als die am späteren Vormittag verfassten. Ein späterer Schulbeginn, der in manchen Ländern üblich ist, würde in dieser Altersklasse so manches erleichtern und eventuell den Schulerfolg verbessern!

Das Schlafproblem im Jugendalter wird auch durch den unregelmäßigen Schlaf-Wach-Rhythmus verursacht. Während im Vorschul- und Grundschulalter von den Eltern meist auf regelmäßige Schlafenszeiten geachtet wird, wird dies im Jugendalter von den Jugendlichen meist missachtet. An einem Tag geht der Jugendliche um 22.00 Uhr zu Bett, das andere Mal – etwa am Wochenende nach einem Jugendevent – erst um Mitternacht oder gar um 2.00 Uhr. Wochentags steht er um 7.00 Uhr auf, am Samstag um 12.00 Uhr und sonntags vielleicht wegen des Gottesdienstbesuches um 8.30 Uhr.

Sinnvoll wäre es, wenn zumindest unter der Woche auf einen regelmäßigen Schlafrhythmus geachtet würde. Dann macht das längere Aufbleiben am Wochenende nicht so viel aus und der Jugendliche hat auch nicht das Bedürfnis, fast den gesamten Samstag zu verschlafen. Abgesehen vom gestörten Schlafrhythmus geht dadurch auch ein wertvoller Tag für Sport, Erlebnisse und Begegnungen mit anderen Menschen verloren! All diese Werte fördern allerdings auch wiederum einen guten Schlaf!

Schlafstörungen im Jugendalter sind in vielen Fällen auch seelisch bedingt. Die beginnende Ablösung vom Elternhaus, Schulprobleme, Freundschaften und Zukunftsfragen können manchmal buchstäblich Schlaf raubend sein. Wie wichtig sind da Vertrauenspersonen, die für den Jugendlichen Anlaufstelle in diesen lebensverändernden Jahren sind! Nicht immer sind das die Eltern (auch wenn dies eine sehr erbauende und lehrreiche Erfahrung für Eltern sein kann!). Ältere Geschwister oder Verwandte, Freunde und auch pädagogische Bezugspersonen sind oftmals Seelentröster und haben ein *offenes Ohr* für die kleinen und großen Nöte der Heranwachsenden. Die Zugehörigkeit zu Jugendgruppen und Vereinen kann sich in diesem Alter sehr positiv auf die seelische Entwicklung und auch auf das Schlafverhalten auswirken. So mancher Jugendliche bezeichnet seine Jugendgruppe in seiner christlichen Gemeinde oder Kirche als sein *zweites Zuhause*. Zahlreiche ehrenamtliche Mitarbeiter verrichten dort an den Jugendlichen einen wichtigen Dienst von unschätzbarem Wert für deren Seele, Geist und Körper! Denn auch ausreichende körperliche Bewegung ist für Heranwachsende von gesundheitlicher Notwendigkeit. Sport, Bewegung und Training machen in einer Gruppe einfach mehr Spaß. Studien belegen, dass sportlich aktive Jugendliche seltener unter Schlafstörungen leiden. Sportwissenschaftler betonen allerdings, dass die Trainingseinheiten nicht zu spät am Abend stattfinden sollten, da sich sonst die Einschlafphase unter anderem aus hormonellen Gründen verzögern könnte.

Eine große Gefahr besteht im Jugendalter im Missbrauch von scheinbar harmlosen und häufig konsumierten Aufputschmittel wie Kaffee, Cola und Energydrinks. Sie vermitteln zwar kurzzeitig ein Gefühl des Munterseins, lassen aber die danach wieder gespürte Tagesmüdigkeit noch unangenehmer erscheinen. Also greift der Jugendliche wieder zu den scheinbaren *Wundermitteln*. So entsteht schleichend ein Kreislauf der Abhängigkeit.

Erst wenn ein Jugendlicher versucht, aus dieser Falle zu entkommen, stellt er seine Abhängigkeit fest. Bereits regelmäßiger Kaffeekonsum kann beim Absetzen eine längere Phase des Kopfschmerzes, der Tagesmüdigkeit und migräneähnlicher Zustände bewirken. Erwachsene sollten Jugendliche darauf aufmerksam machen oder sie liebvoll begleiten, wenn sie nach einer verstärkten Aufputschmitteleinnahme einen *Entzug* machen.

Auch der mediale Einfluss ist im Jugendalter nicht zu unterschätzen. Kaum ein Jugendlicher ist nicht der stolze Besitzer eines multifunktionalen Mobiltelefons. Es werden SMS verschickt, Facebook-Einträge übers Handy getätigt und Musikdownloads ausgeführt. Der Jugendliche befindet sich dadurch in steter Aktion. Ein *Zur-Ruhe-Kommen* ist nicht mehr möglich. Der seelische Rhythmus des Jugendlichen kommt dadurch stark durcheinander. Derzeit gibt es noch zu wenig medizinische Forschungsergebnisse zu diesem Thema, weil die Technik in den letzten Jahren eine rasante Entwicklung genommen hat. Pädagogen und Kinderärzte sind sich allerdings schon jetzt einig, dass sich dies nicht positiv auf die Gesundheit und auch auf das Schlafverhalten der (jungen) Menschen ausgewirkt hat. Wer ständig Musikberieselung, Anrufen, elektronischen Nachrichten und Computerspielen ausgesetzt ist, verliert nicht nur den Bezug zur Realität, sondern vor allem auch zu einem gesunden Lebensrhythmus!

Erhöhter Fernsehkonsum, der oft im Jugendalter zu beobachten ist, kann ebenfalls Schlaf störend wirken. Besonders, wenn abends actionreiche oder brutale Filme angesehen werden. Dies ist allerdings ein eigenes umfassendes Erziehungs- und Gesellschaftsthema und kann hier aus Platzgründen nicht weiter behandelt werden.

Verständnis, Annahme, Konsequenz und Geduld sind die Eckpfeiler der elterlichen Erziehungsaufgabe in diesen turbulenten und oft auch schlafgestörten Jahren der Pubertät und des Heranwachsens. Mit diesen Grundsätzen werden meist auch die Schlafprobleme der Jugendlichen gelöst. Sollte dies nicht der Fall sein und die Schlafstörungen massiv und andauernd werden, sollte unbedingt ein Arzt aufgesucht werden, um schwerere Erkrankungen ausschließen oder zumindest diagnostizieren zu können!

c) Schlafhygiene im mittleren Erwachsenenalter

Ein gesunder Erwachsener benötigt etwa acht Stunden Schlaf. Es gibt allerdings starke Schwankungen des individuellen Schlafbedürfnisses.

Dies betrifft sowohl das Geschlecht, die körperlichen, seelischen und geistigen individuellen Anforderungen sowie die hormonellen Phasen im Leben von Mann und Frau.

Diese Fakten wurden bereits weiter oben erwähnt. Einige Lebensabschnitte und Krankheitsphasen seelischer oder körperlicher Natur erfordern unterschiedliche Hilfestellungen, oftmals auch ärztliche oder therapeutische Maßnahmen.

Dennoch gibt es allgemeingültige Richtlinien für die Schlafhygiene in diesem Lebensabschnitt. Das Erwachsenenalter stellt eine wichtige Lebensphase für unser Lebensumfeld dar. Seelisch gesunde und ausgeschlafene Menschen sind sehr wichtig für das Funktionieren unserer gesellschaftlichen Strukturen!

Leider leiden immer mehr Menschen unter den verschiedensten Störungen – Schlaflosigkeit ist eine davon!

Ärzte schlagen Alarm: Immer mehr Patienten klagen über Schlafprobleme. Oft ist keine medizinische Diagnose möglich! Die Sorgen und Lasten des Alltags in den Erwachsenenjahren rauben vielen im wahrsten Sinn des Wortes den Schlaf.

Genauso fühlen sich die Betroffenen: Jemand hat ihnen das wertvollste Erholungsgut gestohlen – den Schlaf!

Wer jemals bei seiner Heimkehr eine ausgeraubte und durchwühlte Wohnung vorgefunden hat, kennt dieses Gefühl einer Mischung aus Ärger, Verzweiflung und Hilflosigkeit. Das so schön gestaltete persönliche Lebensumfeld ist plötzlich zerstört. Die Wiederherstellung scheint mühsam, hoffnungslos und kraftraubend. Man verspürt eine tiefe, trostlose Müdigkeit! Genauso beschreiben schlaflose Patienten ihre Gefühle!

Der erste Schritt bei gestörtem Schlaf ist die Klärung, ob ein Schlaf*mangel* (siehe I.5.) oder eine Schlaf*störung* (I.8.) vorliegt. Sollte der Verdacht auf eine Schlafstörung erhärtet werden, ist nach dem Aufzeichnen der Symptome (Schlaftagebuch siehe Teil III) bei Nichtabklingen der Symptome ärztlicher Rat zu suchen!

Bestimmte Lebensphasen im mittleren Alter bedingen unterschiedliche Auswirkungen auf den Schlaf-Wach-Rhythmus und auch auf die Gefahr von Schlafstörungen. Hormonelle Einflüsse wie Schwangerschaft, postnatale Phase und der Menstruationszyklus können sich Schlaf störend auswirken. Das mittlere Lebensalter ist eine sehr aktive Lebenszeit. Körper, Seele und Geist werden stark gefordert. Es sind die Jahre der Berufsausbildung, der beruflichen Karriere, der Familien- und Existenzgründung und der Erhaltung all dieser Errungenschaften. Gleichzeitig tritt – oft erstmals – das eine oder andere gesundheitliche Problem auf (in vielen Fällen stress- und lebensbedingt). Ausreichende Erholung und Ruhepausen sind das A und O der Schlafhygiene in diesem Lebensabschnitt.

Schlafstunden sind Ferien vom Tag! Ein kostenloser (Wellness)-Urlaub sozusagen. Die Stunden des Schlafes sind allerdings nicht umsonst zu haben! Es lohnt sich, für einen gesunden Schlaf vorzusorgen. Aber dies sollte die einzige Sorge am Abend sein, die uns belastet! Sonst ist dieser Urlaub gefährdet!

Klappt es aber hin und wieder mit dem Schlafen nicht, sollten Sie lieber Schäfchen zählen, als krampfhaft auf das Einschlafen zu warten! Manchmal hilft das Simpelste – nämlich eine Tätigkeit, die Ihren Gedanken und Ihrem Körper signalisiert: Nichtstun! Denn morgen ist ein neuer Tag mit neuen Aufgaben, davor ist aber Auftanken angesagt!

d) Schlafhygiene in den Wechseljahren (Menopause)

In den hormonellen Übergangsjahren im Leben einer Frau leiden viele unter einem gestörten Schlaf, besonders unter Einschlafstörungen, vermehrtem Aufwachen und Tagesmüdigkeit. Allerdings ist es erwiesen, dass sich in dieser Lebensphase im Vergleich mit jüngeren Frauen kein Unterschied in Schlafdauer und Schlafphasen feststellen lässt.

Ganz genau sind Ursache und Wirkung in der Menopause noch nicht erforscht. Fest steht, dass Frauen in der Menopause vermehrt an Schlafstörungen, Erschöpfung, Gewichtszunahme, Schlafapnoe (infolge dann Tagesmüdigkeit), Hitzewallungen und Nachtschweiß leiden.

Viele Therapiemöglichkeiten (dazu gehören auch Hormontherapien) sind noch nicht ausreichend wissenschaftlich erforscht. Sie können kurzzeitig, aber nur gut überlegt und genau mit dem Arzt abgesprochen, eingesetzt werden. Grundsätzlich sollte aber auch in den Wechseljahren nach den eigentlichen Ursachen der Schlafstörung gesucht werden. Nicht immer muss sie medikamentös behandelt werden.

Stressreduktion ist ein wesentlicher Faktor in der Menopause: Da der Östrogenspiegel sinkt, reagieren Herz und Blutgefäße wesentlich empfindlicher auf Stress. Ausreichende Ruhepausen (körperlicher *und* seelischer Art) sind unbedingt notwendig!

Die oftmals zu beobachtende Gewichtszunahme wird durch den normalen Alterungsprozess bedingt. Schilddrüsenprobleme treten ab diesem Lebensalter häufiger auf. Eine Unterfunktion könnte auch die Ursache für Müdigkeit und Erschöpfung sein. Daher sollte bei Schlafstörungen die Schilddrüsenfunktion untersucht werden.

10. Schlafhygiene im Alter

Schlafforscher haben bewiesen, was Gott als Schöpfer von Anbeginn geplant hatte: Nachts bewertet das Gehirn, was wirklich wichtig ist. Eine Art *Müllabfuhr* schafft Platz für neue Eindrücke und räumt mit unwichtigen Altlasten auf. Diese Auszeit befähigt, Wissen so zu nützen, dass sich neue Lösungen über Nacht ergeben. Deswegen gilt Schlaf auch als *successful ager* – besonders Frauen berichten, dass sie sich durch ausreichend und friedlichen Schlaf auch im höheren Alter gesund und agil fühlen.

Allerdings ist es nicht immer so einfach, im höheren Alter gesund und gut zu schlafen. Im Alter verringern sich die Amplitude der zirkadianen Rhythmen und die Tiefschlafdauer. Am Nachmittag nimmt die Müdigkeit stark zu. Das Einschlafbedürfnis am frühen Abend ist im Vergleich mit jüngeren Personen deutlich erhöht. Ältere Personen benötigen ausreichend Licht, um ihre biologische Uhr (*zirkadianer Schrittmacher*) zu stabilisieren. Wichtig für einen gesunden Nachtschlaf ist auch, dass im Alter darauf geachtet wird, tagsüber nur kurze oder im Idealfall überhaupt keine Nickerchen zu machen. Diese verkürzen ansonsten logischerweise den Nachtschlaf.

Im Alter bewegen sich viele Menschen auch zu wenig. Ein täglicher Spaziergang, ein Hometrainer oder der Besuch eines Senioren-Gymnastik-Kurses kann hier Abhilfe schaffen und für eine gute Nachtruhe sorgen.

Auch im Alter ist eine ausgewogene, leichte Kost zu empfehlen. Grundsätzlich gilt: der alte Mensch benötigt oft weniger Schlaf und auch weniger Nahrung. Allerdings sollte beides von guter Qualität sein!

a) Verdacht auf Schlafstörungen

Schlaf spielt für die Regeneration und die Lebensfähigkeit eine wichtige Rolle! Ist er gestört, verkürzt oder findet nur teilweise statt, weisen Körper, Seele und Geist Mangelerscheinungen auf.

Mögliche Warnzeichen sind unter anderem:

- depressive Verstimmungen
- Kopfschmerzen (Migräne, Übelkeit)
- Verdauungsprobleme
- Blasenprobleme
- Augenentzündungen
- Kreislaufprobleme
- Allergien
- erhöhte Infektanfälligkeit
- Übergewicht
- Angstzustände
- Hautirritationen
- Haarausfall, Nagelbruch
- Muskelschwächen
- Tagesmüdigkeit
- Konzentrationsstörungen
- Aufmerksamkeitsprobleme
- Vergesslichkeit
- Nervosität
- plötzlich auftretende Lernschwächen

Beim Auftreten einer oder mehrerer dieser Symptome verbunden mit einem gestörten Nachtschlaf, sollte eine Schlafstörung in Erwägung gezogen werden.

Einige Wochen lang sollte über Tagesablauf, Ernährung, sportliche Aktivitäten und Schlafhygiene ein Tagebuch geführt werden.

Manchmal ergeben sich daraus bereits logische Konsequenzen, bei deren Einhaltung der gestörte Nachtschlaf wieder gesundet.

Sollte dies allerdings nicht der Fall sein, empfiehlt es sich, einen Arzt aufzusuchen, dem Ihre Aufzeichnungen die Diagnose erheblich erleichtern werden. So kann der Arzt gezielt medizinische Untersuchungen vornehmen und Ihnen rascher helfen.

b) Kurzer Selbstcheck zum Thema Schlaf

Die folgenden Fragen dienen als kleine Anregung, um über das eigene Schlafverhalten nachzudenken. Bei einem fälligen Arztgespräch stellen sie eine gute Basis dar, die dem Mediziner eine raschere Diagnose ermöglicht. Auch Ihr Seelsorger oder Ihr Lebensberater wird Ihnen sehr dankbar sein, wenn Sie ihm auf diese oder ähnliche Fragen Antwort geben können.

1. Wann gehen Sie üblicherweise zu Bett?
2. Wie lange benötigen Sie schätzungsweise, um einzuschlafen?
3. Wachen Sie nachts öfters auf? Wann?
4. Mussten Sie beim nächtlichen Aufwachen auf die Toilette?
5. Wurden Sie durch eine andere im Zimmer oder in der Wohnung befindliche Person gestört?
6. Hatten Sie Schmerzen? Wenn ja, welche?
7. Hatten Sie Atemprobleme?
8. War Ihnen zu kalt oder zu warm? Waren Sie nass geschwitzt?
9. Hatten Sie einen schlechten oder aufregenden Traum?
10. Hatten Sie Hunger?
11. Gab es andere Gründe für Ihr nächtliches Erwachen?
12. Wann werden Sie normalerweise morgens munter?
13. Wachen Sie um diese Zeit üblicherweise selbst auf oder werden Sie durch ein Wecksignal munter?

14. Wie oft haben Sie in den letzten Wochen schlecht geschlafen? Einmal, manchmal oder beinahe jede Nacht?
15. Nahmen Sie in den letzten Wochen regelmäßig Schlaf fördernde oder andere Medikamente ein?
16. Hatten Sie in den letzten Wochen auffällige Schwierigkeiten, sich (bei der Arbeit, im Straßenverkehr, beim aufmerksamen Zuhören ...) zu konzentrieren?
17. In welcher Lebensphase (Jugend, Erwachsenenalter, Schwangerschaft, Wechseljahre, Alter) befinden Sie sich?
18. Wie ist Ihre Schlafumgebung und Schlafhygiene?
19. Wie ernähren Sie sich, speziell am Abend (Aufzeichnung der letzten Wochen)?
20. Befragen Sie – wenn möglich – einen Mitschläfer nach seinem Empfinden über Ihr Schlafverhalten (Schnarchen, Unruhe, Atempausen, ruckartige Bewegungen im Schlaf, Sprechen im Schlaf ...).
21. Welche chronischen Erkrankungen haben Sie?
22. Gab es auffällige Erkrankungen oder Erlebnisse in Ihrer Kindheit?
23. Fühlen Sie sich unter speziellem (Leistungs)druck?
24. Schlafen Sie abends vor dem Fernseher ein?
25. Nehmen Sie regelmäßig Aufputschmittel zu sich?
26. Wie viel Tassen Kaffee (schwarzen Tee) trinken Sie täglich (speziell in den letzten Wochen)? Zu welcher Uhrzeit?
27. Trinken Sie Energydrinks?
28. Rauchen Sie? Wenn ja, wie viel?
29. Wann war Ihr letzter Urlaub? Wie haben Sie ihn verbracht?
30. Wann war Ihr letzter Erholungstag? Wie haben Sie ihn verbracht?
31. Leben Sie in ständigem Konflikt mit einer oder mehreren anderen Personen?
32. Haben Sie erst kürzlich einen Schicksalsschlag erlitten?
33. Wie beschreiben Sie Ihre Allgemeinverfassung?
34. Haben Sie Freude am und im Leben?

35. Haben Sie irgendjemand anderem gegenüber Schuldgefühle?
36. Glauben Sie an einen Gott, der Ihr Leben lenkt und leitet? Wenn ja: Spendet Ihnen Ihr Glaube Sicherheit und
Trost?

II. | Erfahrungen bei gestörter Nachtruhe

Jeder Schlafpatient hat seine eigene Geschichte. So unterschiedlich die Auslöser und die Ursachen einer Schlafstörung sind, so verschieden sind auch die Auswirkungen und der Lösungsansatz! Im Folgenden erzählen einige Personen ihre ganz besondere und individuelle Geschichte. Gemeinsam ist diesen Personen, dass sie die gestörten Nachtstunden als äußerst unangenehm, bedrückend oder gar lebenszerstörend empfanden.

Nicht jeder Betroffene kann von sich behaupten, den Weg aus der Schlaflosigkeit *für immer* geschafft zu haben, doch befinden sich alle auf einem Weg, der sie aus der Dunkelheit der Nacht herausführt.

1. Schlafapnoe

Josef (50) kann heute wieder lachen. Das war nicht immer so. Jahrelang fühlte er sich müde und abgeschlagen. Migräneanfälle gehörten für ihn zum Alltag. Besonders schlimm wurde es, als er nach vielen Jahren mit dem Rauchen aufhörte:

»Ich stand zwei Jahre zuvor unter psychischem Druck. Als es in meinem Leben dann plötzlich ruhiger wurde, kamen diese massiven Schlafstörungen. Das war das Eigenartige daran: in der Stressphase konnte ich noch gut schlafen, in der wieder geordneten Phase waren diese unruhigen Momente da!

Folgende Dinge ereigneten sich vor meinen Schlafstörungen:

Meine Tochter aus meiner geschiedenen Ehe sah ich sechzehn Jahre lang nur sehr sporadisch. Um des Friedens willen und um den ewigen Streitereien zu entgehen, verzichtete ich weitgehend auf mein Besuchsrecht. So war meine fast erwachsene Tochter für mich wie eine Fremde, als sie eines Tages nach einem Streit mit ihrer Mutter vor meiner Türe stand und erklärte, ab jetzt bei mir wohnen zu wollen. Diese Lebensphase möchte ich im Nachhinein nicht mehr missen, allerdings krempelte sie mein ganzes bisheriges Leben um und brachte auch neue Stressfaktoren in mein bis dahin geordnetes Leben. In dieser intensiven Zeit kamen noch andere Schwierigkeiten in meinem Bekanntenkreis dazu. Ich wurde mit Bitterkeit und Hartherzigkeit konfrontiert. Mit der Zeit reagierte ich den anderen gegenüber in der gleichen Art und Weise. Ich merkte mein stolzes Verhalten überhaupt nicht, denn ich hielt mich wohl selbst für vollkommen im Recht. Schließlich hatten mich ja die anderen verletzt!

Eine gute Bekannte meinte eines Tages zu mir, als ich ihr über das Fehlverhalten dieser und jener Leute vorjammerte: ›Kann es sein, dass du auch schon verbittert und hartherzig bist?‹ Dieser Satz änderte mein Denken und machte mich für Umkehr in meinem Herzen offen. So bat ich viele Bekannte um Vergebung.

Kurz bevor massive Schlafstörungen auftraten, konnte ich bereits hie und da schlecht einschlafen. Diese Vorwarnung erkannte ich aber zu diesem Zeitpunkt noch nicht. Erst als sich Panikattacken einstellten, wurde mir der Ernst der Lage bewusst. Wenn ich mich niederlegte und die Augen schloss, beschleunigte sich mein Puls rapide, ich begann zu schwitzen und bekam ein eigenartiges Gefühl im Magen. Dieser Zustand änderte sich immer erst, wenn ich aufstand und umherging.

Ich fühlte mich komplett ausgelaugt und war gleichzeitig hochgradig erregt. Meine Gefühlslage war sehr instabil, ich war überempfindlich auf äußere Einflüsse beziehungsweise andere Menschen. Einfach so richtig übersensibel. Natürlich hatte ich auch starke Konzentrationsprobleme und einen enormen Leistungsabfall in der Arbeit. Dies wiederum führte zu

Phasen echter Verzweiflung. Immer wieder stellte ich mir die Frage: ›Warum trifft das gerade mich?‹

Nach einiger Zeit ging ich zum Arzt. Heute weiß ich, dass ich zu lange damit gewartet habe. Irgendwie dachte ich, dass sich das Problem von selbst lösen würde. Ich war einfach nicht mehr in der Lage, klare Entscheidungen zu treffen.

Mein Hausarzt, der mich bereits seit Kindheitstagen kannte, verschrieb mir Medikamente, die in den Schlafzyklus eingreifen und die Panikattacken dämmten. Allerdings meinte er, dass ich die Beipackzettel besser nicht lesen sollte. Nach einer Woche tat ich das doch und hörte von einem Moment auf den anderen mit der Einnahme der Medikamente auf. Das führte dazu, dass sich die Nebenwirkungen voll auswirkten: nämlich Schlaflosigkeit, wenn man das Medikament zu rasch absetzen würde! Also nahm ich das Medikament noch einige Zeit in geringer Dosis ein.

Meine Panikattacken hörten auf, allerdings konnte ich immer noch nicht schlafen.

Das Einzige, das mich in dieser Zeit völlig zur Ruhe brachte, auch wenn ich nicht schlafen konnte, war Lesen. Einerseits quer durch die Bibel und andererseits Biografien von Christen. Meine Nächte bestanden aus Lesestunden oder kleinen Nachtwanderungen im Freien.

All dies half mir gefühlsmäßig, besser zu schlafen. Aber die Tagesmüdigkeit und die Konzentrationsschwächen blieben.

Bis ich eines Tages von meinem Arzt ins Schlaflabor geschickt wurde. Dort stellte man die Diagnose *Schlafapnoe*. Da ich alleine lebe, hatte ich niemanden, der die Atemaussetzer bemerkte. Dass ich ein Schnarcher bin, war mir allerdings schon länger bewusst. Mir erschien dies aber harmlos. Die Diagnose Schlafapnoe brachte eine Wende zum Positiven in meinem Leben. Nun hatte mein Problem einen Namen – und ich verstand, warum ich trotz der Aufarbeitung meiner Probleme, die in jedem Fall sehr wichtig für meine Seele waren, nicht ausgeruht war. Ich verbrachte zwar viele Stunden im Bett und meinte zu schlafen, aber mein Schlaf war eben schwer gestört. Nach der Diagnose bekam ich eine Atemmaske angepasst. Nach einer kurzen Eingewöhnungszeit schlief und schlafe ich damit sehr gut. Ich bin nun wieder ausgeruht und fähig, meine Arbeit im Lager eines Unternehmens auszuüben.

Wenn ich in schwierige Phasen gerate, dann versuche ich, mich zunächst zurückzuziehen, um zu beten und zur Ruhe zu kommen, anstatt voreilig und überstürzt zu handeln. Zu groß ist die Gefahr, an anderen schuldig zu werden. Ist das der Fall, meldet sich dann oft des Nachts das Gewissen. Dies hat wiederum Schlaflosigkeit zur Folge.

Ein ganz praktischer Tipp: Ich trinke nicht mehr so viel Kaffee wie früher!

Ich versuche auch – wenn möglich – einen geregelten Schlafrhythmus einzuhalten. Für diese schwierigen Zeiten trotz allem dankbar zu sein, fällt mir nicht leicht. Dafür brauche ich Hilfe von anderen und natürlich von Gott!

Heute merke ich, dass die Schlafstörungen letztlich zum Segen für mich geworden sind. Weil ich meine Lebenskrise dadurch aufarbeiten konnte, bevor Schlimmeres passiert wäre.«

2. Stressbedingte Schlaflosigkeit

Sieglinde ist eine zierliche Frau Anfang Sechzig. Ein abwechslungsreiches und arbeitsreiches Leben liegt hinter der freundlichen und aktiven Frau. Langweilig ist ihr nie, im Gegenteil: Meist jagt ein Termin den nächsten. Gerade war der Terminkalender für die nächsten Wochen noch leer, schon sind die Seiten wieder gefüllt! Sieglinde liebt es, anderen zu helfen. *Nein* sagen ist eine scheinbar unüberwindbare Hürde für Sieglinde, die zwanzig Jahre im vollzeitlichen Dienst gestanden hat und auch heute – an ihrem neuen Wohnort – in einer Gemeinde mitarbeitet.

Schon als Kind ist Sieglinde eine schlechte Schläferin. Als Älteste von fünf Kindern wächst sie in ärmlichen Verhältnissen auf. Sie muss ihr Zimmer mit den jüngeren Geschwistern teilen und fühlt sich dadurch oft in ihrer Nachtruhe gestört. In ihrem weiteren Leben wird Sieglinde von Ängsten geplagt (Versagens-, Verlassens- und Todesangst). Schlaflosigkeit ist von Kindesbeinen an immer wieder ihre Begleiterin.

In ihrem christlichen Dienst erlebt sie viele frohe Stunden. Die Arbeit mit anderen Menschen macht ihr große Freude. Aber es gibt auch negative Erlebnisse: Neid, Verleumdungen und Anschuldigungen. Das raubt Sieglinde immer wieder den Schlaf. Sie stellt sich selbst infrage und leidet unter den Missverständnissen. Doch gerade in dieser schweren Lebensphase erfährt sie: Gott lässt trotz dieser Schwierigkeiten so viel Gutes entstehen! Das nimmt Sieglinde einigen Druck. Sie versucht, ihre Sorgen an Gott abzugeben. Manchmal gelingt das gut, manchmal weniger.

Dann beginnt ein neues Kapitel in ihrem Leben. Sie zieht in eine große Stadt, heiratet einen Witwer mit fünf Kindern. Drei der Kinder leben noch zu Hause. Die Familie hat großen Schmerz durch die Krankheitsphase und den Tod der Mutter erlebt. Trotz ihres Glaubens ist die Situation naturgemäß schwer zu ertragen und so mancher Kummer ist in den verletzten Kinderseelen nicht aufgearbeitet. In diese Situation kommt die nicht mehr ganz junge Sieglinde – jahrzehntelang Single und plötzlich Ehefrau und Stiefmutter von fünf Halbwaisen. Noch am Hochzeitstag versucht ein Bekannter, sie von der Hochzeit abzuhalten. Doch sie lässt sich nicht beirren. Ihr ist klar, dass sie einen großen Schritt wagt und auch den Kindern, die sie bis zu diesem Zeitpunkt erst wenige Male gesehen hat, einiges abverlangt wird. Es dauert, bis sie Zugang zum Herzen der Heranwachsenden findet.

Sieglinde macht sich viele Gedanken und fühlt sich oft nicht angenommen. Ihre Schlafprobleme werden wieder akut. Hinzu kommt eine Angst machende Diagnose eines Arztes. Sieglinde stellt sich der Frage, ob sie sterben muss und bemerkt: Sie hat trotz ihres Glaubens große Angst vor dem Sterben. Ihr langjähriges Vertrauen in Gott ist erschüttert! Todesängste, Ruhelosigkeit und häufiges nächtliches Aufwachen plagen sie. Sieglinde fühlt sich absolut erschöpft und ausgebrannt. Ihr Drang nach Perfektionismus macht die Situation nicht leichter. Der Körper beginnt sich zu wehren und raubt Sieglinde den Schlaf. Die Folgen sind deutlich ersichtlich: scheinbar grundlos fließen die Tränen. Sieglinde fühlt sich von Gott auf die Probe gestellt. Die Frage steht im Raum: Meint Gott es wirklich gut mit mir? Dazu kommt der dringende Wunsch *alleine sein zu wollen*. Deutlich erkennt Sieglinde – auch durch ärztliche Hilfe –, dass sie kürzer treten muss. Eine Zeit lang kann sie keine Seelsorgegespräche mit anderen Hilfesuchenden führen. Das Leid und die Probleme ziehen sie nur selbst tiefer hinunter. In dieser Zeit findet sie einen Lösungsansatz: Der äußerliche und innerliche Rückzug von überlastenden Situationen! Die Schlaflosigkeit zwingt sie dazu. Erstmals im Leben hat sie auch kein schlechtes Gewissen dabei.

Mit Medikamenten wird ihr Puls ruhiger gestellt. Das erleichtert das Einschlafen.

Anfangs bleibt die Angst vor dem eigenen Tod. Bis jemand zu ihr sagt: »*Versuche dein Leben loszulassen!*« Das fällt Sieglinde als *Machertyp* schwer. Sie möchte alles perfekt machen: Haushalt, Familienaufgaben und Gemeindedienst. Als vollzeitliche christliche Mitarbeiterin stand sie stets im Rampenlicht. Im Dienst war sie meist geliebt, gewollt und gefragt. In der neuen Familie ist das jetzt anders. Das verunsichert sie. Es braucht Zeit, Geduld, ein Aufeinanderzugehen und viel Gebet. Heute hat sie ihren Platz gefunden.

Doch ihre Schlaflosigkeit führt sie an den Punkt, an dem sie sagt: »Ich will loslassen!« Und: »Ich darf meine Freude nicht vom Wohlwollen meiner Kinder oder anderer Menschen abhängig machen!«

Die Heilung beginnt langsam. Heute weiß Sieglinde sich wieder in Gottes liebender Hand geborgen. Vieles ist gut geworden, manches im Heilen begriffen. Mit ihren Ängsten, Unsicherheiten und ihrer Schlaflosigkeit hat sie gelernt umzugehen. Einiges hat sie in ihrem Leben geändert:

- Der Terminkalender ist ihr Helfer, aber nicht mehr ihr Feind! Sie versucht selbst über ihre Termine zu bestimmen und sich nicht komplett fremd verplanen zu lassen. (Sie lässt sich Freiräume, um anderen auch spontan helfen zu können, ohne selbst in allzu großen Zeitdruck zu geraten). Dies hat manchen Druck aus ihrem Leben genommen und den Schlaf verbessert.
- Einmal täglich ist Sportzeit! Sie hat Nordic Walking und Radfahren in der Natur für sich entdeckt. Gottes Schöpfung hilft ihr, zur Ruhe zu kommen und neu aufzutanken.
- Der Tag hört heute früher für Sieglinde auf: normalerweise ist um 22.00 Uhr Bettruhe!
- Abends sieht sie keine aufregenden Fernsehfilme an. Lieber liest sie in einem beruhigenden Buch. Das führt zu einer rascheren und besseren Einschlafphase.
- Sie versucht, die Abendtermine zu reduzieren.
- Im Notfall nimmt Sieglinde ab und zu Baldriankapseln.
- Wenn ein Problem nagt, sucht sie heute öfter einmal ein Gespräch darüber.
- Wenn Sieglinde nachts nicht einschlafen kann oder mitten in der Nacht aufwacht, hat sie sich im Gästezimmer eine Notfallsschlafstelle eingerichtet. Um ihren Mann nicht zu stören, zieht sie sich dann dorthin zurück und hört mit Vorliebe christliche Vorträge an. Dabei schläft sie bald gut und fest ein. Das liegt aber in diesem Fall *nicht* an der langweiligen Redeweise der Vortragenden! Sieglinde kennt die Botschaften schon sehr gut, das Vertraute beruhigt sie und wiegt sie in den Schlaf. Das funktioniert auch dann, wenn ihre Seele sogar zu aufgewühlt zum (in der Bibel) Lesen oder Beten ist.

- Der Kontakt zu kleinen Kindern entstresst sie und lässt sie ihre immer wieder aufkeimenden Grübeleien vergessen.

Sieglinde ist dankbar, dass sie aus ihrem Kreislauf der Schlaflosigkeit ausbrechen durfte. Sie weiß nun: Gott hat sie nicht vergessen! So ist sie dankbar für jede länger andauernde Schlafphase. Und für die wiederkehrende Lebensfreude! Denn Schlaflosigkeit ist ein echter Freudenkiller! Jetzt, wo Sieglinde wieder mehr und mehr lernt, gut zu schlafen, möchte sie um diesen Zustand kämpfen. Denn guter Schlaf ist Gold Wert!

3. Schlaflosigkeit in den dunkelsten Stunden des Lebens

Plötzlich ist er fort: der geliebte Mensch – unwiederbringlich. Wenn der Tod das Ende einer Beziehung bringt, werden die Nächte für die Trauernden zum Tag. Da spielt es keine Rolle, ob es sich um das Ende einer Beziehung zwischen Mann und Frau, Mutter und Kind oder Bruder und Schwester handelt. Die Trennung durch Tod ist endgültig – zumindest auf dieser Erde.

Anna war erst zwei Jahre verheiratet, als Thomas bei einem Unfall ums Leben kam. Sie hatte ihren Mann so sehr geliebt. Niemand in ihrem Lebensumfeld konnte das Geschehene fassen. Die beiden hatten so wunderbar zusammengepasst. »Wie füreinander geschaffen!« war die einhellige Meinung aller Verwandter, Bekannter und der ganzen christlichen Gemeinschaft, zu der sie gehörten und in der sie mit Begeisterung die Jugendgruppe leiteten. Thomas hinterließ eine riesengroße Lücke in der Gemeinde, in der Verwandtschaft und ganz besonders im Leben seiner jungen Frau. »Unendlich viele Nächte habe ich nur geweint«, erzählt sie Jahre später. »Am Tag war alles leichter zu ertragen. Ich hatte meine Arbeit und meine Aufgaben. Die Sonne schien trotz allem noch in mein Gesicht und die Vögel zwitscherten. Aber in der Nacht war es so unendlich still und finster. Immer wieder lauschte ich, ob ich Thomas' Atem hören würde. Aber da war nichts. Nur diese Angst einflößende, hoffnungslose Stille!« Hinzu kamen Annas Zukunftsängste. Was sollte nur aus ihr werden? Sie hatte sich so sehr ein Leben mit Thomas gewünscht, eine große Familie und ein frohes, helles Haus. All diese Träume waren nun geplatzt. In manchen Nächten dachte sie, dass ihr das Herz brechen müsste. Anna haderte nicht nur mit ihrer Lage, sondern ganz besonders mit Gott. Warum hatte er solch ein großes Leid in ihrem Leben zugelassen?

Nach einer durchwachten Nacht hörte sie frühmorgens die Vögel zwitschern. Es war nach dem langen traurigen Jahr, seit Thomas ums Leben gekommen war, wieder Frühling geworden. »Plötzlich war diese Schwere und diese Trostlosigkeit verschwunden! Ich schlief auf einmal tief und fest ein. Diese Stunden des durchgehenden Schlafes ließ mich an jenem Vormittag zwar zu spät, aber erstmals nach diesem Trauerjahr erholt aufwachen. Ich war noch immer wehmütig, wenn ich an Thomas dachte, aber ich hatte auch wieder Kraft zum Leben und zum Schlafen.«

So wie Anna ergeht es vielen Trauernden. Sie brauchen Zeit. Nicht umsonst gab es früher das Trauerjahr. Heute muss niemand mehr ein Jahr lang schwarze Kleidung tragen, aber im Herzen sollte man Trauernden mindestens ein Jahr (oder wenn nötig auch länger) Zeit geben, um mit ihrem persönlichen Verlust leben zu lernen. Trauernde sind oft Menschen, die schlaflose oder zumindest schlafgestörte Nächte haben.

Was hat Anna in dieser Zeit besonders geholfen?

- Menschen, die für sie da waren: nicht laut und aufdringlich, sondern leise und abwartend.
- Eine Freundin, die in der schwierigsten Phase bei ihr übernachtete, damit sie sich nicht so alleine fühlte. (Al-

lerdings nur dann, wenn sie es selbst wollte. Manchmal hatte sie das Bedürfnis, mit ihrer Trauer und ihren Gedanken an Thomas alleine zu sein.)

- Menschen, die ihr Zeit zum Trauern ließen und nicht gleich nach wenigen Tagen versuchten, sie davon abzulenken.
- Menschen, die den Namen »Thomas« nicht als tabu betrachteten, sondern gerne über ihn redeten – wenn sie selbst das wollte.
- Ihr Tagebuch – in dem sie sich ihren Kummer vom Herzen schrieb. Aber auch Thomas' Tagebuch, das sie immer und immer wieder las, auch seine wenigen Briefe an sie und die Fotos von der kurzen gemeinsamen Zeit.
- Ein kleines Licht, das immer im Schlafzimmer leuchtete, damit die Nacht nicht so dunkel schien.
- Ein Jahr lang bezog Anna auch Thomas' Bettseite immer wieder frisch. Natürlich wusste sie, dass er nicht wieder kommen würde, aber der Abschied war dadurch in ihrem Empfinden nicht so plötzlich.
- Die Liste, die sie in den langen Nächten aufschrieb. Darin dankte sie Thomas symbolisch für all die schönen Stunden. Anna dankte auch Gott für die schöne Zeit mit Thomas und dass er ihr solch einen tollen Mann für einige Zeit zur Seite gestellt hatte. »Die Dankbarkeit heilte schließlich meine Wunden und infolge meine Schlaflosigkeit!«

Heute – viele Jahre später – ist Anna wieder verheiratet und hat mit ihrem zweiten Mann drei Kinder. Seither gab es auch immer wieder schlaflose Nächte: in den Kleinkinderjahren, in einer längeren Krankheitsphase ihres Mannes, bei Konflikten mit einer Schwägerin und manchmal kam nachts auch der Schmerz wieder und die Angst, einen weiteren geliebten Menschen zu verlieren. Dann sammelt Anna wieder Dinge, für die sie dankbar ist. Buch um Buch hat sie in den diversen schlaflosen Nächten bereits gefüllt. Sie sammelt sie in einer schön bemalten Schachtel: ihrer *Trostkiste* – die einen Stammplatz unter ihrem Bett gefunden hat. Als Symbol dafür, dass sie trotz ihrer Ängste friedlich schlafen darf. Gott meint es trotzdem gut mit ihr – auch wenn im Leben manches anders kommt als gewünscht oder gedacht.

So wie Anna empfinden auch Frauen und Männer, die ihren Partner (ungewollt) durch eine Scheidung oder Trennung verloren haben. Auch sie müssen trauern. Dadurch können sie ihre Schlaflosigkeit leichter überwinden. Bernhard musste seine Frau ziehen lassen. Dies kostete ihn einige Jahre guten Schlafes, bis er erkannte, dass er seine große Liebe loslassen musste. Er *feierte* symbolisch ein Abschiedfest und bat seine Ex-Frau, ihre restlichen Gegenstände aus der gemeinsamen Wohnung, in der er immer noch lebte, zu entfernen. Danach fühlte er sich wie von einer Last befreit. Er wartete nicht mehr, dass sie zurückkommen würde und gab sie frei. Das hinderte ihn nicht daran, täglich für sie zu beten. Aber er selbst akzeptierte ihre Entscheidung, nicht mehr an seiner Seite leben zu wollen.

Ab diesem Zeitpunkt konnte er schon bald wieder gut schlafen. Heute weiß er: Schlaflosigkeit kann auch mit Verleugnung der Realität zu tun haben. Akzeptanz kann Körper und Seele so zur Ruhe bringen, dass sie bereit sind, loszulassen und sich in den Erholungszustand Schlaf zu begeben.

Ähnliches berichtet auch Renate. Ihre kleine Tochter erlitt bei einem Sturz so schwere Verletzungen, dass sie eine Behinderung davontrug. Viele Nächte bangte Renate um das Leben der Kleinen, aber noch viel mehr Nächte machte sie sich Vorwürfe. Hätte sie nur besser auf Sara aufgepasst, dann wäre das alles nicht passiert! Es benötigte eine lange Zeit bis Renate erkannte: Sara braucht mich als gesunde, ausgeschlafene Mama. Es hat keinen Sinn, ihr nach dem Unfall, der ihr die Gesundheit raubte, auch noch die Mutter zu nehmen. Allein dieses Pflichtgefühl Sara gegenüber half ihr, Gott jeden Abend um einen guten Schlaf zu bitten. Noch viel mehr half ihr die Erkenntnis, dass Gott ihr – soweit sie an dem Unfall schuld gewesen war – vergeben hatte und sie sich nicht mehr mit Schuldgefühlen quälen musste. Der gesunde Schlaf kam wie von selbst. Auch Sara schlief ab diesem Zeitpunkt besser, weil sie sich bei ihrer nun zur Ruhe gekommenen Mutter geborgen fühlte!

4. Schlaflosigkeit bei einer Form der Depression und des Burnouts

Elisabeth berichtet: »Das erste Mal hatte ich 1990 Schlafstörungen, das heißt, ich konnte zwei Nächte lang überhaupt nicht schlafen. Ich dachte damals, dass es vielleicht wegen bestimmter Strahlungen sei, weil ich für zwei Tage in einem Seminarhaus in unmittelbarer Nähe zu Fernsehsendern wohnte.

Zu jener Zeit war ich mit meiner Arbeitssituation sehr unzufrieden. So kreisten meine Gedanken immer wieder um die gleichen Dinge. Ich versuchte, in Form von Rollenspielen belastende Dinge aufzuarbeiten. Doch kam es dadurch nicht zur erhofften Entlastung. So fasste ich den Entschluss, mich beruflich zu verändern. Tatsächlich fand ich eine neue Arbeitsstelle, in der ich aber noch viel mehr als früher und auch sehr lange bis in den Abend hinein arbeiten musste, sodass ich abends meist vor Erschöpfung gut einschlief. Hin und wieder, wenn mich Dinge gedanklich sehr beschäftigten, schlief ich nicht so rasch ein, hatte aber trotzdem keine vollkommen schlaflosen Nächte. Es war eine psychisch sehr anstrengende Arbeit – aber auch mit Erfolgserlebnissen. Dieser Arbeitsplatz war mir sehr wichtig. Ich wollte ihn unter keinen Umständen verlieren, auch zum Zeitpunkt als ich ernstlich erkrankte:

2003 hatte ich erstmals massivste Schlafstörungen, die sich dahingehend auswirkten, dass ich überhaupt nicht mehr schlafen konnte und es zu einer Reihe von Symptomen kam, die mich körperlich immer mehr schwächten. Ich hatte ständig einen sehr hohen Puls (immer über 100), heftiges Herzklopfen (Herzrasen), eine starke innere Unruhe, Zittern und ein Hitzegefühl, so als würde der ganze Körper feurig brennen. Zusätzlich kreisten meine Gedanken ständig um die gleichen Probleme: sie waren nicht wegzuschieben und erschienen unlösbar. Zunächst versuchte ich es mit kalten Umschlägen (nasse Handtücher), aber die Hitze verging nicht. Mein Versuch, mit all meinen Kräften meinen Tagesablauf genauso fortzusetzen wie bisher, schlug fehl. In der Folge wurde ich immer unkonzentrierter, konnte nicht mehr lesen, konnte nicht mehr mit dem Auto zur Arbeit fahren. Gleichgültig um welche Tätigkeit es sich handelte: meine Konzentration war völlig verloren gegangen. Wegen meines Zitterns wurde auch das Essen immer schwieriger, weil ich das Besteck nicht mehr ruhig halten konnte. Ohne Hilfe über die Straße zu gehen, war mir ebenfalls nicht mehr möglich, da ich mich nicht mehr auf den Verkehr konzentrieren konnte. Trotz extremer Müdigkeit und Erschöpfung, konnte ich nicht (ein)schlafen und hatte einen riesigen Bewegungsdrang. Ich nahm innerhalb von drei Monaten 15 Kilogramm ab. So blieb mir nichts anderes mehr übrig, als mich an meiner Arbeitsstelle krank zu melden und mich fachärztlich behandeln zu lassen.

Obwohl ich selbst im psychiatrischen Bereich arbeitete, wollte ich keine Medikamente nehmen und hatte Angst vor den Nebenwirkungen. Als Fachfrau wusste ich von meinen eigenen Klienten: Für Angehörige oder für den Partner ist so eine Situation, in der ich selbst war, nur sehr schwer auszuhalten. Mein Partner organisierte mir einen Platz auf einer psychosomatischen Station.

Normalerweise gibt es dort lange Wartelisten und erst nach einem Aufnahmegespräch ist dann nur für die *schwersten* Fälle ein Platz frei. Ich hatte das Glück, gleich im Anschluss an das Aufnahmegespräch, aufgenommen zu werden. Zunächst wollte ich diese Therapie nicht machen und auch nicht in einem Mehrbettzimmer schlafen. Die sechs Wochen Gruppentherapie,

Einzelgespräche, zahlreiche kreativen Therapien und die medikamentöse Behandlung (Antidepressiva) und im Anschluss eine dreiwöchige Kur taten mir allerdings dann sehr gut.

Anfangs bekam ich Tranquilizer. Mit den Antidepressiva begann ich gleichzeitig. Diese wirken allerdings erst nach einer Einnahme von mindestens sechs Wochen. Wenn die antidepressive Wirkung einsetzt, müssen dann die Tranquilizer wieder langsam verringert werden, weil diese bei zu langer Einnahme abhängig machen. Durch die Antidepressiva wird man nicht abhängig. Es ist sinnvoll, sie über mehrere Jahre hinweg einzunehmen und nur mit Rücksprache mit dem Facharzt die Dosierung zu reduzieren oder nach Bedarf zu erhöhen. Auch wenn ich die Medikamente anfangs nicht einnehmen wollte, wusste ich als Fachfrau: Die Kunst in der Behandlung von psychosomatischen und psychischen Erkrankungen ist es, das *richtige* Medikament zu finden und die *richtige* Dosierung einzustellen. Deshalb müssen Arzt und Patient durch regelmäßige Gespräche zusammenarbeiten: nur über die Rückmeldungen des Patienten kann die richtige medikamentöse Einstellung gefunden werden.

Über die Dauer der Einnahme gibt es zwar Erfahrungswerte, doch sie ist bei jedem Menschen ganz anders. Daher ist es nicht vorhersagbar, ob und wann ein Medikament völlig abgesetzt werden kann. Es kann auch sein, dass man ein Medikament lebenslang nehmen muss.

Leider setzte ich nach meinem ersten stationären Aufenthalt die Medikamente (innerhalb von drei Monaten) zu rasch wieder ab, weil ich das Gefühl hatte, dass es mir besser ginge.

Im Jahre 2004 wiederholte sich mein schlechter körperlicher Zustand, kombiniert mit Schlaflosigkeit.

Nach einem neuerlichen Arbeitsplatzwechsel, der mir extrem schwergefallen ist, weil ich meine ursprüngliche Arbeitsstelle behalten wollte, dachte ich, dass ich wieder gesund wäre und setzte erneut die Medikamente ab. Ich versuchte, auf alternative Medizin umzusteigen.

Nach einem halben Jahr begannen meine körperlichen Beschwerden mit Schlaflosigkeit und den gleichen Symptomen erneut.

Bei meinem (hoffentlich) letzten Rückfall, hatte ich während meines stationären Aufenthaltes die für mich *richtigen* Medikamente (wie sich später herausstellte). Weiterhin nahm ich an kreativen Therapien teil (Arbeiten mit Ton, Bewegungstherapie...) und drei- bis viermal wöchentlich an psychotherapeutischen Gesprächen, die mir persönlich am meisten geholfen haben. In dieser Zeit habe ich die meisten kränkenden Erlebnisse meines Lebens verarbeitet und die größten Veränderungen für mein weiteres Berufsleben getroffen. Ich schrieb einen Antrag für Stundenreduktion von 40 auf 25 Wochenstunden, der auch tatsächlich bewilligt wurde.

Es war aber sehr schwierig, meinen Arbeitgeber davon zu überzeugen, dass ich weiterarbeiten könne, da mein längster Krankenstand fast sechs Monate dauerte, davon drei Monate stationäre Intensivtherapie auf einer psychotherapeutischen Station.

Das Schlimmste an den Medikamenten war für mich, dass sie mich anfangs sehr müde machten. Ich konnte mich nur sehr schwer wach halten und meine Symptome blieben anfangs. Erst im Laufe der Behandlung kam es zu einer Verbesserung. Ich musste aber auch später meinen Lebensrhythmus ändern und dafür sorgen, dass ich mindestens acht Stunden pro Nacht schlafe.

Leider bringen die jetzigen Medikamente eine Gewichtszunahme mit sich, was mich anfangs sehr störte.

Dennoch bin ich froh und genieße es, weniger Stunden zu arbeiten und mehr Freizeit zu haben. Es ist auch finanziell möglich und ich nehme weiterhin die notwendigen Medikamente mit einer kleinen Dosisreduzierung ein. Ob ich irgendwann wieder ganz ohne Medikamente auskommen werde, weiß ich nicht. Ich will auf keinen Fall einen weiteren Rückfall riskieren. Schlafstörungen und Krankenstände habe ich seither keine mehr.

Was ich gelernt habe ist, dass ich viel behutsamer mit meinen Energiereserven umgehen muss, damit ich gesund bleibe.«

So wie Elisabeth ergeht es den meisten von diesem Krankheitsbild Betroffenen. In einer Umfrage unter Personen, die aufgrund einer Depression und anderen psychosomatischen Ursachen von Schlafstörungen betroffen waren, gab es die einhellige Meinung: Psychische Erkrankungen gehören noch immer zu den Tabuthemen in unserer Gesellschaft. Die wenigsten wissen darüber und über mögliche Auswirkungen Bescheid. Wie hilfreich wäre es, wenn erste Anzeichen von Schlaflosigkeit, Nachtschweiß, Albträumen, Herzrasen und Tagesmüdigkeit richtig gedeutet werden könnten! Wie viel Leid bliebe den Betroffenen erspart!

5. Erfahrungen aus Gottes Wort

a) Biblische Personen und Schlaflosigkeit
Jakob
Zwanzig Jahre musste Jakob für seinen Schwiegervater Laban arbeiten. Hart, unter schwierigen Bedingungen und teilweise unter falschen Versprechungen. Zunächst bekam Jakob nicht seine geliebte Rahel, sondern deren ältere Schwester Lea zur Frau. Im Rückblick warf Jakob seinem Schwiegervater vor: »Ich litt unter der sengenden Hitze des Tages und unter der Kälte der Nacht, oft konnte ich nicht schlafen.«[4]

Jakob hatte es tatsächlich nicht leicht im Hause Labans. Durch die doppelte Ehe mit den beiden Schwestern entstand viel Neid, Leid und Eifersucht. Kein Wunder also, dass Jakob immer schlechter schlafen konnte und schließlich den Eindruck hatte, dass »der Schlaf geflohen« war (wie es manche Bibelübersetzungen auch ausdrücken)!

So wie Jakob leiden Menschen in der Stille der Nacht unter ihren Sorgen und Nöten. »In der Nacht ist der Schmerz am schlimmsten!« Diese Erfahrung machen leidende Menschen. Im Licht des Tages gibt es genügend Ablenkung und Tätigkeiten, die den Schmerz verdrängen. Besonders in Lebensphasen, in denen man Abschied von einem geliebten Menschen nehmen muss – sei es durch Tod oder durch ein Zerwürfnis –, *flieht der Schlaf*!

Jakobs Worte beschreiben seine Gefühle – und die vieler sich schlaflos Sorgender – in treffender Weise: der Schlaf ist weit weg! Ein Fliehender läuft so rasch er kann von seinem ursprünglichen Ort davon. Derjenige, der ihn einholen möchte, versucht mit aller Anstrengung ihm hinterherzulaufen – meist ein unmögliches Unterfangen. Irgendwann ist der Verfolger zu erschöpft und gibt die Jagd auf. Genauso fühlt sich ein Mensch, der im Bett liegt und sich redlich müht, seine Sorgen zu verdrängen und einzuschlafen. Plötzlich ist die drückende Erinnerung wieder da: die Freundschaft ist zerbrochen, der mobbende Chef ist allgegenwärtig oder ein Lebenstraum ist geplatzt.

Sorgen und Nöte sind gravierende Ursachen für lang anhaltende Schlafstörungen. Wenn die Gedanken nicht zur Ruhe kommen, wenn Sorgen nagen, dann fällt es schwer, sich abends entspannt hinzulegen und einfach einzuschlafen.

Wie hat Jakob diese zwanzig Jahre im Hause seines Schwiegervaters überstanden, in denen er ständig hingehalten wurde? Nach sieben Jahren harter Abend bekam er statt der geliebten Rahel deren Schwester Lea zur Frau. Noch sieben Jahre mehr musste er für Rahel arbeiten, um die Schuld für seine Ehe mit ihr abzubezahlen. Sechs weitere Jahre hatte Jakob dann Laban für eine Herde Schafe zu dienen. Wie viele Nächte hatte er wohl schlaflos wach gelegen? Gott alleine weiß es – und genau darin liegt Jakobs Geheimnis: *»Hätte der Gott meines Großvaters Abraham und der Ehrfurcht gebietende Gott meines Vaters Isaak mir nicht beigestanden, dann hättest du mich mit leeren Händen fortgeschickt. Aber Gott hat gesehen, wie schwer ich für dich gearbeitet habe und wie* *schlecht du mich behandelt hast. Deshalb ist er letzte Nacht für mich eingetreten.«*[5]

Hiob
Auch Hiob erlebte schlimme Phasen der Schlaflosigkeit. Der einst geachtete und reiche Mann verliert von einem Tag auf den anderen alles, was ihm lieb erscheint. Als er näher dem Tod als dem Leben auf seinem Krankenlager dahinschmachtet, steht ihm seine große Not vor Augen. Hiob beklagt den Tag seiner Geburt und sehnt seinen Tod herbei. Seine verzweifelten Gedanken über seine trostlose Situation, in der er nicht nur seine Kinder, seinen Besitz und seine Gesundheit verloren hat, rauben ihm den Schlaf: *»Eine Botschaft hat mich im Geheimen erreicht, sie wurde mir ins Ohr geflüstert in einer nächtlichen Vision, die meine Gedanken bewegte, als die anderen in tiefem Schlaf lagen. Furcht packte mich, ich zitterte und bebte vor Schreck.«*[6] Albträume machen für ihn die Nacht zu einer besonders schrecklichen Zeitspanne. *»Nachts bohrt mir der Schmerz in den Knochen, unablässig nagt er an mir.«*[7]

Das Unverständnis seiner Freunde ist für Hiob am schwersten zu ertragen. Viele Nächte beschäftigen ihn die Schmähungen: *»Doch nun verspotten mich Leute, die jünger sind als ich ...«*[8] Und dann verkündet auch noch Elihu: *»Jeder, der Verstand hat und jeder Weise, der mir zuhört, wird mir bestätigen: ›Hiob redet ohne Erkenntnis und seinen Worten fehlt die Einsicht.‹ Oh, wegen seiner boshaften Antworten sollte Hiob bis aufs Äußerste geprüft werden! Denn nun hat er seiner Sünde noch ein Vergehen hinzugefügt: Er schlägt in unserer Mitte unwillig die Hände zusammen und macht viele Worte gegen Gott.«*[9]

Was trägt Hiob durch diese schlimmen Zeiten, in denen er sich schlaflos auf seinem Lager wälzt? Es ist der gleiche Halt, den Jakob und auch Christen aller Zeiten in Anspruch nehmen dürfen: *»Nun weiß ich, dass du alles kannst, kein Vorhaben ist* für dich undurchführbar. ›Wer ist es, der Gottes weisen Plan ohne Verstand verdunkelt?‹ Ja, ich habe in Unkenntnis über Dinge geurteilt, die zu wunderbar für mich sind, ohne mir darüber im Klaren zu sein.«[10]

Hiob bittet um Weisheit und ist bereit, auf Gott zu hören. Rückblickend darf Hiob erkennen: Gott hat mich nie verlassen, auch nicht in der Zeit der Krankheit und Schlaflosigkeit! Viel mehr durfte er Gott in jener schwierigen Phase besonders kennenlernen: *»Bisher kannte ich dich nur vom Hörensagen, doch jetzt habe ich dich mit eigenen Augen gesehen. Darum widerrufe ich, was ich gesagt habe, und bereue in Staub und Asche.«*[11]

Jakob und Hiob erlebten qualvolle Nächte. Gewiss waren sie oft am Verzweifeln oder wollten am liebsten aufgeben, aber in ihrer Not hielten sie sich fest an Gott. So fanden sie Trost in der Stille der Nacht.

Daniel und König Nebukadnezar

Eine ziemlich aufregende Nacht verbrachte ein weiterer gottesfürchtiger Mann. Der treue und gerechte Daniel fiel einer Verschwörung zum Opfer und wurde vom König, der Daniel eigentlich sehr schätzte, eine ganze Nacht lang in eine Grube, in der gefährliche Löwen hausten, gesperrt. Alleine der Gedanke, was nun geschehen würde, versetzte ihn in Angst und Schrecken.

Doch es war nicht Daniel, der eine schlaflose Nacht erlebte, sondern der König selbst! Er verbrachte die Nacht mit Fasten und Beten! Ohne auch nur ein Auge zugedrückt zu haben, rannte er im Morgengrauen zum Löwenzwinger, in dem ein kerngesunder, unversehrter Daniel saß! Staunend lauschte der König Daniels Worten: *»Mein Gott sandte seinen Engel. Der hat den Löwen das Maul verschlossen, sodass sie mir nichts antun konnten. Denn ich bin unschuldig vor meinem Gott und habe auch gegen dich nichts Unrechtes getan.«*[12] Ob Daniel in jener Nacht geschlafen hat, berichtet die Bibel nicht. Eine aufregende Nacht in der Gegenwart von Gottes Boten war es in jedem Fall. Daniel hat es wohl sein Leben lang nicht mehr vergessen: Gott hat mein Leben in der Hand.

Dieses Wissen hielt seine Seele am Leben und es tröstet Menschen, die ihr Leben Gott anvertraut haben, damals wie heute.

b) Gedanken zum Thema Schlaf aus der Bibel
Guter Schlaf bei äußerem Druck

Betrachtet man das Leben des Königs David, erfährt man, dass dieser Gottes- und Staatsmann oft unter enormem äußeren Druck gestanden ist. Seine Hilfe fand er in solchen Situationen in seiner bewussten Abhängigkeit von seinem Herrn:

»Ich legte mich nieder, um zu schlafen, und erwachte in Sicherheit, denn der Herr behütete mich. Ich fürchte mich nicht vor zehntausend Feinden, die mich von allen Seiten umzingeln. Erhebe dich, Herr! Rette mich, mein Gott...«[13]

David handelt, indem er Gott bittet, für ihn einzustehen. Gleichzeitig lässt ihn diese Gewissheit ruhig schlafen.

Auch Petrus schlief in der Nacht vor seiner geplanten Hinrichtung so tief, dass der Engel ihn wecken musste, um ihn aus dem Gefängnis zu führen (vgl. Apostelgeschichte 12). Petrus' Vertrauen schenkte ihm trotz massiven äußeren Drucks diese Ruhe in der Nacht. *»Da begriff Petrus, was geschehen war. ›Es ist wirklich wahr!‹, sagte er. ›Der Herr hat seinen Engel gesandt, mich vor Herodes gerettet und vor dem, was die Juden mit mir vorhatten!‹«*[14]

Schlafhygiene bei zwischenmenschlichen Problemen

Auch hier lernen wir von König David. Er hält seine Gedanken bewusst rein von negativen Grübeleien über seine Bedränger. Im Psalm 4 beschreibt David seine Vorgangsweise im Umgang mit zwischenmenschlichen Nöten. Dieser Psalm endet mit den bekannten Worten: *»Ich will mich in Frieden hinlegen und schlafen, denn du allein, Herr, gibst mir Geborgenheit.«*[15]

Gedanken der Bitterkeit erschweren die gute Nachtruhe: *»Achtet aufeinander, damit niemand die Gnade Gottes versäumt. Seht zu, dass keine bittere Wurzel unter euch Fuß fassen kann, denn sonst wird sie euch zur Last werden und viele durch ihr Gift verderben.«*[16]

Vergebungsbereitschaft schenkt guten Schlaf

Unversöhnlichkeit und mangelnde Vergebungsbereitschaft sind Schlafkiller! Gott bietet in seinem Wort eine einfache Lösung an: *»... lasst die Sonne nicht über eurem Zorn untergehen.«*[17]

Konflikte sollen und dürfen noch vor dem Zubettgehen bereinigt werden. Ist eine Versöhnung mit der anderen Person aus irgendeinem Grund nicht möglich, kann dennoch vergeben werden! Zorn ist niemals heilsam und überhaupt nicht Schlaf fördernd!

Schlaflosigkeit durch selbst verursachten Stress

Im Streben nach Leistung und erfülltem Leben neigen viele dazu, ihre Tage mit Aktivitäten zu verplanen, ohne sich darüber im Klaren zu sein, was Gottes Wille für das persönliche Leben ist. Oftmals ist ein Burnout die Folge. König Salomo hat in seinem Leben vieles ausprobiert (nachzulesen im Buch Prediger). Er kommt zum Schluss: *»Es ist vergeblich, vom frühen Morgen bis in die späte Nacht hart zu arbeiten, immer in Sorge, ob ihr genug zu essen habt, denn denen, die Gott lieben, gibt er es im Schlaf.«*[18]

Schlaflosigkeit durch irdische Sorgen

»Deshalb sorgt euch nicht um morgen, denn jeder Tag bringt seine eigenen Belastungen. Die Sorgen von heute sind für heute genug.«[19] Gottes Wort warnt mehrfach vor der übermäßigen Sorge um die alltäglichen Bedürfnisse und um die Zukunft. Unsere Nachtruhe kann geschützt werden, wenn wir die Sorgen abends bei Gott abgeben und am nächsten Morgen neu im Vertrauen auf ihn den Tag beginnen.

Selbst Salomo erfuhr in seinem Reichtum: *»Wer arbeitet, schläft gut, ob er viel oder wenig zu essen hat. Der Reiche dagegen kann keinen Schlaf finden, weil sein voller Bauch ihn drückt.«*[20]

Guter Schlaf durch Frieden mit Gott

Wer sein ganzes Leben von Gottes Wort und seinen praktischen Lebenstipps leiten lässt, hat auch in Extremsituationen die Möglichkeit, Trost in der Nacht zu finden.

»Mein Sohn, verliere die Weisheit nie aus den Augen und handle stets umsichtig und besonnen. Dies wird dein Leben erfüllen und dir Ehre und Ansehen schenken. Dann wirst du deinen Weg sicher gehen und deinen Fuß nicht anstoßen. Du kannst dich ohne Angst schlafen legen und dein Schlaf wird erholsam sein.«[21]

»Deshalb bete ich, dass Gott, der euch Hoffnung gibt, euch in eurem Glauben mit Freude und Frieden erfüllt, sodass eure Hoffnung immer größer wird durch die Kraft des Heiligen Geistes.«[22]

Gottes Gnade umgibt den ganzen Menschen

Gott als Schöpfer sieht den Menschen ganzheitlich. Er hat Leib, Seele und Geist geschaffen. Er möchte, dass wir verantwortlich damit umgehen. Es ist Gottes Gnade, die uns bewahrt und an uns wirkt – bis zur Vollendung (siehe 1. Thessalonicher 5,23-24).

III. Tipps zum Thema Schlaf

Schlaflosigkeit war von alters her ein Problem. Die Literatur ist durchzogen von Menschen, die aus irgendeinem Grund schlaflos waren. So mancher Dichter schreibt von geraubtem Schlaf aus Liebeskummer und anderem Herzeleid. Auch die Bibel berichtet von Personen, die wegen Kummer oder schlechtem Gewissen nachts nicht zur Ruhe kamen. Der weise König Salomo schrieb: »*Wer arbeitet, schläft gut, ob er viel oder wenig zu essen hat.*«[23] Dass aktive Tätigkeit den Schlaf fördert, erlebte unsere Großelterngeneration vermutlich beim Verrichten ihrer alltäglichen Arbeit. Nach einem langen Tag am Waschbrett oder beim Kneten und Kochen haben unsere Großmütter wohl meist gut geschlafen. Ihre Beschwerden rührten eher von körperlicher Überarbeitung und deren Folgen. Zu deren Behandlung waren verschiedene Hausmittel aus der Natur bekannt. Baldriantee und warme Milch mit Honig sind die bis heute bekanntesten *natürlichen* Schlafmittel.

Einige bewährte *Schlafhelfer* sind im Folgenden aufgelistet. Manche Schlaflosigkeit kann tatsächlich durch das Einhalten des einen oder anderen Tipps zum Verschwinden gebracht oder zumindest erheblich verbessert werden.

1. Praktische Tipps für einen gesunden Schlaf

- Für das Schlafzimmer sollte ein möglichst ruhiger Raum gewählt werden.
- Gestalten Sie das Schlafzimmer möglichst angenehm und gemütlich.
- Nützen Sie Ihr Schlafzimmer nicht als Abstellkammer!

- Die ideale Raumtemperatur beim Schlafen beträgt 18 bis 20°C.
- Das Raumklima darf nicht zu feucht sein (Gefahr der Schimmelbildung). Allerdings sollte es auch nicht zu trocken sein. In diesem Fall kann man sich mit feuchten Tüchern und mit Wasser gefüllten Keramikgefäßen, die am Heizkörper befestigt werden, behelfen.
- Sorgen Sie für ein gut durchlüftetes Schlafzimmer.
- Entfernen Sie Topfpflanzen aus dem Schlafraum. Pflanzen sind *Mit*atmer und daher Ihre Konkurrenten für ein gutes Schlafklima!
- Sorgen Sie für eine bequeme und auch ergonomisch passende Matratze.
- Wechseln Sie regelmäßig Ihr Bettzeug und wählen Sie angenehme Farben und hochwertige Materialien (Baumwolle, Seide, Mikrofaser) dafür.
- Montieren sie einen Dimmer auf ihrem Lichtschalter, so können Sie sich mit gedämpftem Licht langsam an den Schlaf gewöhnen.
- Verbannen Sie Fernsehapparat und Computer aus dem Schlafzimmer!
- Machen Sie einen Abendspaziergang. Betreiben Sie regelmäßig Sport. Achten Sie jedoch darauf, das Training etwa drei Stunden vor der geplanten Schlafenszeit zu beenden. Körperliche Tätigkeit tagsüber verstärkt den inneren 24-Stunden-Rhythmus von Ruhe und Aktivität und erleichtert das Einschlafen.
- Nehmen Sie abends ein Entspannungsbad mit Kräuterzusätzen (zum Beispiel je eine Handvoll frischen Baldrian, Thymian, Rosenblätter).
- Trinken Sie eine Tasse Kräutertee (zum Beispiel Fenchel, Hopfen oder Baldrianwurzel). Bei nervös bedingter Schlaflosigkeit (und auch gegen Kopfschmerzen bei Migräne) hilft besonders gut Waldmeistertee! Melissentee (ein Esslöffel Melissenblätter auf eine Tasse Wasser, überbrühen,

zehn Minuten ziehen lassen!) wirkt beruhigend (Melisse wirkt sehr gut bei funktionellen Herzbeschwerden) und ist auch gut bei Blähungen! Weitere Schlaf fördernde *Kräuter* sind: Majoran, Hundsrose, Veilchen, Weißdorn und Weiße Taubnessel!

- *Spezialteemischung*: zu gleichen Teilen Fenchel, Anis, Süßholz mit gekochtem Wasser übergießen und fünf Minuten ziehen lassen, dann mit einem Schuss frischem Zitronensaft und einem Teelöffel Akazienhonig ergänzen. – Genießen Sie den Tee in einer ruhigen entspannten Atmosphäre!

- Trinken Sie eine *Honig-Salbei-Milch*. Zubereitung: in einem Topf Milch mit zwei frischen (oder getrockneten) Salbeiblättern erwärmen, fünf Minuten ziehen lassen und einen Löffel Akazienhonig beigeben. (Akazienhonig ist besonders mild, daher abends gut geeignet!) Achtung: Milch nur erwärmen, nicht kochen lassen!

- Die Aminosäure Tryptophan wirkt sich auf den Teil des Gehirns aus, der auf den Schlaf wirkt. Der Körper wandelt Tryptophan in Serotonin um, welches wiederum in Melatonin verwandelt wird. Serotonin und Melatonin bewirken Schläfrigkeit und sind somit Schlaf fördernd. Tryptophan kommt in Milchprodukten, aber auch in Fleisch (Geflügel) vor. Dieses sollte abends aber nicht mehr in zu hoher Menge verzehrt werden, ein Glas Milch kann dagegen aber durchaus Schlaf fördernd wirken (sofern keine Laktoseunverträglichkeit vorliegt!)

- Das schläfrig machende Hormon Melatonin ist auch in gewissen Lebensmitteln enthalten: zum Beispiel in Mais, Hafer, Reis, Ingwer, Bananen und Gerste. *Omas Haferbrei* oder *Gerstensuppe* zum Abendessen waren also nicht so verkehrt! Sie wirken in jedem Fall Schlaf fördernd!

- Achten Sie auf Ihren (abendlichen) Speiseplan! Die Ernährung hat mehr Einfluss auf unsere Gesundheit und auch auf unseren Schlaf, als wir wahrhaben möchten! Warum? Der Ernährungswissenschafter Dr. David Levitsky erklärt dies in kurzen Worten: »Essen leitet das Blut aus dem Gehirn in den Magen-Darm-Kanal. Wenn dem Gehirn Blut entzogen wird, reagiert der Körper mit Müdigkeit.«[24] Daher gilt die alte Volksweisheit »Nach dem Essen sollst du ruh'n oder tausend Schritte tun!« Allerdings ist das nicht so einfach. Es kommt nämlich darauf an, was man isst! Schwere Speisen liegen besonders lange im Magen und der Verdauungstrakt hat Schwerarbeit zu leisten, um die Speisen zu verdauen. Das stört den Schlaf! Ein leichter Imbiss kann hingegen durchaus Schlaf fördernd sein!

- Die letzte größere Hauptmahlzeit sollte spätestens etwa drei Stunden vor dem Zubettgehen stattfinden!

- Achten Sie auch auf Ihre Getränke. Ausreichend Flüssigkeit am Tag (Wasser, Kräutertee, Apfelschorle) fördert die Nachtruhe! Kaffee, Alkohol und Energydrinks wirken sich in höherer Dosis negativ auf den Schlaf-Wach-Rhythmus aus! Vor allem stark alkoholische Getränke können eine Schlafapnoe verstärken. Auch Schokolade hat muntermachende Wirkung und eignet sich daher nicht so gut – wie oft angenommen – als *Betthupferl*.

- Entwickeln Sie ein eigenes Abendritual, das ihrem Körper signalisiert: Jetzt ist Schlafenszeit!

- Lesen Sie einen kurzen Abschnitt in einem Andachtsbuch oder einen Psalm. Meiden Sie komplizierte, problembeladene Lektüre. Greifen Sie lieber nach einem heiteren oder besinnlichen Kurzgeschichtenband oder einem leicht zu lesenden Sachbuch.

- Erstellen Sie Ihren ganz persönlichen Tagesfilm. Rollen Sie die letzten Stunden nochmals auf. Was war schön? Welche besonderen Begegnungen hatten Sie heute? Was war weniger schön? Was war traurig oder enttäuschend? Wo wurden Sie an einem anderen Menschen schuldig? Gab es Versäumnisse und Nachlässigkeiten? Worauf freuen Sie sich am morgigen Tag?

- Geheimtipp: Der entspannende Duft eines Apfels auf dem Nachttisch fördert den Schlaf!
- Lavendelöl wirkt entspannend und desinfizierend! Einige Tropfen in einen Wassersprüher (zum Beispiel alte Parfumflasche) auf das Kopfkissen oder in die Luft sprühen! Vorsicht bei Allergieneigung oder Sensibilität auf ätherische Öle!
- Kleine Kräuterkissen (Lavendel, Fenchel, Baldrian, Melisse, Pfefferminze, Lindenblüte ...) unter das Kopfkissen legen. Dies entspannt und beruhigt!
- Bei Schlaflosigkeit durch Verdauungsprobleme hilft manchmal ein kleines Gläschen Honigwein (Met).
- Schlafstörungen entstehen oft auch durch Stress und Überaktivität. Legen Sie sich nach einem hektischen Tag abends ins Bett und versuchen Sie bewusst einfach auf die *Stille* zu hören. Atmen Sie tief und regelmäßig ein und aus (am besten bei geöffnetem Fenster!) Sie werden staunen, wie rasch Sie zur Ruhe kommen und wie viele *Geräusche* sie dennoch wahrnehmen. Es ist meist gar nicht so still – wie manche befürchten –, wenn man einmal gar nichts macht. Das tiefe Einatmen versorgt das Gehirn und auch den restlichen Körper mit frischem Sauerstoff!
- Das gute alte Schäfchenzählen hat tatsächlich eine einschlaffördernde Wirkung. Natürlich können Sie auch andere Tiere oder Gegenstände zählen. Oder Sie sagen sich das Alphabet vorwärts- und rückwärts auf ... Der Fantasie sind kaum Grenzen gesetzt – Hauptsache Sie schlafen gut!
- Hören Sie entspannende Musik. Das kann für jeden eine andere sein! Finden Sie Ihre eigene *kleine Nachtmusik*!
- Geben Sie Ihre Sorgen ab! Wenn Sie einen handfesten Abgabeplatz benötigen, dann schreiben Sie Ihren Kummer in ein Tagebuch oder auf einen Zettel, den Sie in eine *Sorgenbox* (hübsch beklebter Karton unter oder neben

dem Bett platziert) legen! Dort sind Ihre Nöte über die Nacht gut aufgehoben.

- Betrachten Sie den Schlaf als Ihren ganz persönlichen Urlaub zwischen zwei Tagen. Lassen Sie Übergepäck *zu Hause*. Auf einen Wochenendurlaub würden Sie auch keine Steine, Skripte und Alltagskram mitschleppen! Tun Sie es also auf Ihrem nächtlichen Erholungstrip auch nicht!
- Legen Sie neben Ihr Bett einen kleinen Notizblock und einen Stift. Sollte Ihnen in der Einschlafphase etwas Wichtiges einfallen, das Sie keinesfalls vergessen möchten, dann notieren Sie den Gedanken. So können Sie beruhigt einschlafen, denn am Morgen können Sie Ihre Gedanken oder Termine nachlesen!

2. Schlaftagebuch

Um Ihren Schlafgewohnheiten auf die Spur zu kommen, ist es sinnvoll einige Wochen ein *Schlaftagebuch* zu führen.
Notieren Sie täglich in sechs Spalten:

1. Anzahl der Schlafstunden
2. Tagesaktivitäten
3. Essgewohnheiten (Art und Menge der Speisen und Getränke, Mahlzeitenverteilung, letzte Mahlzeit)
4. Sportliche Aktivität (Art, Zeitangabe)
5. Medikamenteneinnahme, hormoneller Status, Krankheiten ...
6. Spezielle Tagesereignisse (zum Beispiel Urlaub, Ausflüge, nicht alltägliche Vorkommnisse positiver und negativer Art ...)

Diese Notizen helfen dabei, ein bestimmtes Verhaltensmuster zu erkennen, das eventuell zu den vorliegenden Schlafstörungen geführt haben könnte. Der Selbstcheck (I.10.2.) kann Ihnen dabei vielleicht auch behilflich sein.

In jedem Fall ist das Schlaftagebuch für eine ärztliche Hilfestellung eine gute Basis. Nehmen Sie diese Aufzeichnungen und den Selbstcheck auf jeden Fall zum (Fach)Arzt mit.

Schlaftagebuchseite

Datum:

		Persönliche Einträge
	Schlafstunden	
	Aktivitäten	
	Essen und Trinken	
	Medikamente	
	Sport	
	Spezielle Ereignisse	

3. Glossar

Analgetikum   Schmerzmittel

Antidepressiva   Psychopharmaka, die hauptsächlich gegen Depressionen, aber auch bei Zwangsstörungen, Panikattacken, generalisierten Angststörungen, phobischen Störungen, Essstörungen, chronischen Schmerzen, Entzugssyndromen, Antriebslosigkeit, Schlafstörungen, prämenstruell-dysphorischem Syndrom sowie bei der Posttraumatischen Belastungsstörung (PTBS, PTSD) eingesetzt werden.

Bruxismus   (nächtliches) Zähneknirschen

Elektroenzephalograf (EEG)   Gerät zur Aufzeichnung der Gehirnströme

Elektrokardiogramm (EKG)   Gerät zur Aufzeichnung u. a. des Herzrhythmus und der Pulsfrequenz

Elektromyograf (EMG)   Gerät zur Aufzeichnung der Muskelaktivität

Elektrookulograf (EOG)   Gerät zur Aufzeichnung der Augenbewegungen

Enuresis nocturna   Bettnässen

Formatio reticularis   ausgedehntes, diffuses Neuronennetzwerk im Hirnstamm, Signalgeber für Wachheit

Hypersomnie   Tagesschläfrigkeit; Schlafbedürfnis, das weit über das normale Bedürfnis hinausgeht

Hypothalamus   Abschnitt des Zwischenhirns, steuert die vegetativen Funktionen des Körpers.

Kataplexie   medizinischer Fachausdruck für den erregungsbedingt auftretenden kurzzeitigen Verlust des Muskeltonus

K-Komplexe   Wellenmuster, die typischerweise in der 2. Non-REM-Schlafphase (NREM) auftreten

Narkolepsie   Schlafstörung, bei der die Patienten ein abnormes Schlafbedürfnis aufweisen

Parästhesien   (griech. *para:* »daneben, daran vorbei« und *aisthesis:* Wahrnehmung) Bezeichnung für unangenehme, manchmal schmerzhafte Körperempfindungen

Parasomnien Sammelbegriff für verschiedene, nicht der Norm entsprechenden Verhaltensweisen während des Schlafens. Dazu zählen Schlafwandeln, Bettnässen, Angstattacken (Angst vor der Nacht), Zähneknirschen, Sprechen und Schaukelbewegungen.

Pavor nocturnus Nachtschreck (Parasomnie)

Polysomnografie (PSG) Untersuchungsmethode in Schlaflabors und Kliniken, um Schlafstörungen zu diagnostizieren

Somnambulismus Schlafwandeln (Parasomnie)

Non-REM-Schlaf *non-rapid eye movement,* eine der beiden Schlafphasen

REM-Schlaf *rapid eye movement,* spezielle Schlafphase

Schlafhygiene Kunst oder Technik, die einen gesunden Schlaf ermöglicht oder fördert

Schlaflabor Medizinische Einrichtung, deren Aufgabe es ist, den Schlaf von Patienten zu untersuchen (Polysomnographie); sie befindet sich in einigen speziell dafür ausgerichteten Krankenhäusern, meistens in Lungenfachabteilungen, oder in ambulanten Niederlassungen.

Schlafphasen Gesunder Schlaf besteht aus Schlafzyklen mit den drei Schlafphasen Leicht-, Tief- und Traumschlaf.

Schlafspindeln typische Wellenmuster für die 2. Non-REM-Schlafphase (NREM)

Schlafzyklus Ablauf von 4 Non-REM-Phasen, 2. Non-REM-Phase und der REM-Phase

Sedativum (lat. *sedare*: beruhigen) Beruhigungsmittel

Thalamus größter Teil des Zwischenhirns

Tranquilizer (lat. *tranquillare:* beruhigen) Psychopharmakon, das angstlösend (anxiolytisch) und entspannend (sedierend) wirkt; synthetisches Anxiolytikum (lat. *anxius:* ängstlich; griech. *lytikos:* fähig zu lösen)

4. Literatur

Die Autorin beschäftigt sich seit Jahren mit den Themen *gesunder Schlaf* und *Schlafstörungen*. Neben ihrer Ausbildung zur diplomierten Gesundheits- und Ernährungsberaterin, ihrem Studium der Agrarwissenschaften an der Universität für Bodenkultur in Wien und ihrem Teilstudium der Pharmazie an der Universität Wien, diente ihr auch zahlreiche Literatur zur Forschung. Unter anderem hat sie die im Folgenden angeführten Bücher dazu verwendet.

- Mathias Berger (Hrsg.): Handbuch des normalen und gestörten Schlafs. Berlin/Heidelberg: Springer, 1992.
- Reinhard Deichgräber: Trost der Nacht – Schlaf und Schlaflosigkeit. Holzgerlingen: SCM Hänssler, 2007.
- Yehonala Gudlowski (Hrsg.): Schlafstörungen im Alter, Rat und Hilfe für Betroffene und Angehörige. Stuttgart: Kohlhammer, 2008.
- Ingo Fietze: Der Schlafquotient, Gute Nächte, Wache Tage. Hamburg: Hoffmann und Campe, 2006.
- Jürgen Fischer (Hrsg.): Nicht erholsamer Schlaf. Leitlinie »S2« der DGSM. Stuttgart: Thieme, 2005.
- Ingrid Füller: Endlich schlafen. Berlin: Stiftung Warentest, 2009.
- Peter Hannemann: Schlafapnoe-Syndrom und Schnarchen. Ursachen, Symptome, erfolgreiche Behandlung. Zürich: Jopp Oesch, 2007.
- Winfried Harzer: Diagnostik und Therapie des Obstruktiven Schlafapnoe-Syndroms (OSAS). Stuttgart: Hirzel, 2007.
- Gabi Hoffbauer: Schluss mit der Müdigkeit. Hamburg: Rowohlt, 2003.
- Ernst Kofranyi: Einführung in die Ernährungslehre. Frankfurt am Main: Umschau, 2008.
- Helmut Keudel: Schlafen lernen. München: Gräfe & Unzer, 2009.
- Johannes Kornhuber: Schlafprobleme. Ein Ratgeber. Erlangen: Psychiatrische und Psychotherapeutische Klinik, 2008.
- Helga Peter (Hrsg.): Enzyklopädie der Schlafmedizin, Berlin: Springer, 2007.

- Christine Rankl: Einschlafen. Kein Kinderspiel. Die Schlafstörungen Ihres Kindes verstehen und lösen. Mannheim: Walter Verlag, 1999.
- Renata L. Riha: Schlafen. Antworten auf die wichtigen Fragen. Deutsche Gesellschaft für Schlafforschung und Schlafmedizin. London: Dorling Kidersley, 2007.
- Robert-Koch-Institut (Hrsg.)/Thomas Penzel: Schlafstörungen. In: Gesundheitsberichterstattung des Bundes, Heft 27. Berlin: Robert-Koch-Institut, 2005.
- Heinz Scholz: Endlich wieder schlafen. Schlafstörungen, Schnarchen, Schlafapnoe. Bad Wörishofen: Kneipp, 1996.
- Manfred Spitzer: Lernen. Gehirnforschung und die Schule des Lebens. Heidelberg/Berlin: Spektrum Akademischer Verlag, 2007.
- Jürgen Staedt/Dieter Riemann: Diagnostik und Therapie von Schlafstörungen. Stuttgart: Kohlhammer, 2007.
- Brigitte Steger: Inemuri. Wie die Japaner schlafen und was wir von ihnen lernen können. Reinbek: rororo, 2007.
- Selene Yeager: Das Ärztebuch der Heilkraft unserer Lebensmittel. Augsburg: Weltbild, 2004.
- Jürgen Zulley: So schlafen Sie gut! München: Zabert Sandmann, 2008.
- Jürgen Zulley/Barbara Knab: Die kleine Schlafschule. Wege zum guten Schlaf. Freiburg im Breisgau: Herder, 2002.

Ein besonders liebenswertes Kinderbuch zum Thema Schlaflosigkeit (leider nur auf Französisch erhältlich):

- Christine Féret-Fleury: Je ne trouve pas le sommeil. Paris: Flammarion, 2006.

5. Interessante Webseiten und Links

Deutschland
Deutsche Gesellschaft für Schlafforschung und
Schlafmedizin (DGSM):
http://www.charite.de/dgsm

Schlafapnoe e. V. Deutschlands Patientenorganisation Schlaf:
http://www.schlafapnoe-online.de

Aktiv für den gesunden Schlaf:
http://www.schlafkampagne.de

Ein Informationsangebot für alle, die mit Schlafstörungen/
Schlafmedizin zu tun haben:
http://www.schlafgestoert.de

Deutsche Narkolepsie Gesellschaft e. V.:
http://www.dng-ev.org

Wichtige Kontaktadressen für Deutschland:
Das Schlafmagazin: http://www.dasschlafmagazin.de

Österreich
Österreichische Gesellschaft für Schlafmedizin und Schlaf-
forschung/ÖGSM:
http://www.schlafmedizin.at/

Fonds gesundes Österreich:
http://www.gesundesleben.at

Service und Informationsstelle für Gesundheitsinitiativen
und Selbsthilfegruppen:
www.fgoe.at

Wien, Selbsthilfegruppe Schlafapnoe:
http://www.schlafapnoe-shg.at

Grenzüberschreitende Selbsthilfegruppe für Patienten mit
Schlafstörungen: http://www.shg-schlaf.org

Die Österreichische Narkolepsie Gesellschaft e. V.,
Schillerstr.16, A-5700 Zell am See, Tel.: 06 542/74 416

»RLS Dachverband Österreich« (Restless Legs Verband):
http://www.restless-legs.at

Schweiz
Schweizerische Gesellschaft für Schlafforschung,
Schlafmedizin und Chronobiologie:
http://www.swiss-sleep.ch

Schweizerische Narkolepsiegesellschaft:
http://www.narcolepsy.ch

Schlafapnoe-Selbsthilfegruppen Deutschschweiz:
http://schlafapnoe-selbsthilfe.ch

Europäische wissenschaftliche Schlafgesellschaft
European Sleep Research Society (ESRS):
http://www.esrs.org

Anmerkungen

[1] Vgl. Robert-Koch-Institut (Hrsg.)/Thomas Penzel: Schlaf-störungen. In: Gesundheitsberichterstattung des Bundes, Heft 27. Berlin: Robert-Koch-Institut, 2005.

[2] Siehe Samuel Pfeifer: Depression – Krankheit der Moderne. Holzgerlingen: SCM Hänssler 2010.

[3] Siehe Ron Kubsch/Jörg Berger: Ess-Störungen verstehen und überwinden. Holzgerlingen: SCM Hänssler 2006.

[4] 1. Mose 31,40.

[5] 1. Mose 31,42.

[6] Hiob 4,12-13.

[7] Hiob 30,17.

[8] Hiob 30,1.

[9] Hiob 34,34-37.

[10] Hiob 42,2-3.

[11] Hiob 42,5.

[12] Daniel 6,23.

[13] Psalm 3,6-8.

[14] Apostelgeschichte 12,11.

[15] Psalm 4,9.

[16] Hebräer 12,15.

[17] Epheser 4,26.

[18] Psalm 127,2.

[19] Matthäus 6,34.

[20] Prediger 5,11.

[21] Sprüche 3,21-24.

[22] Römer 15,13.

[23] Prediger 5,11.

[24] Selene Yaeger: Das Ärztebuch der Heilkraft unserer Le-bensmittel, S. 686.

Samuel Pfeifer

Depression
Krankheit der Moderne

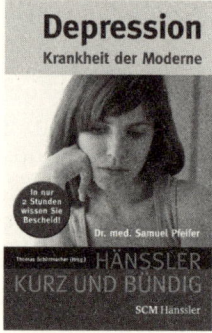

Taschenbuch, 12 x 19 cm, 80 S.
Nr. 395.179,
ISBN 978-3-7751-5179-5

Depressionen gehören zu den häufigsten seelischen Leiden des modernen Menschen. Was sind die Gründe für diese Krankheit? Welche Rolle spielt die Biochemie? Depressionen machen auch nicht Halt vor Christen. Verdunkelung der Glaubensgewissheit, Unfähigkeit zu beten und nagende Schuldvorwürfe erleben sie besonders schmerzlich. Der Autor nimmt depressive Menschen in ihrer Not ernst und hilft ihnen ärztlich und seelsorglich.

Bitte fragen Sie in Ihrer Buchhandlung nach diesem Buch!
Oder schreiben Sie an: SCM Hänssler, D-71087 Holzgerlingen;
E-Mail: info@scm-haenssler.de; Internet: www.scm-haenssler.de